神经系统疾病临床诊治

主编 张孟 等

吉林科学技术出版社

图书在版编目（CIP）数据

神经系统疾病临床诊治 / 张孟等主编. -- 长春：
吉林科学技术出版社，2022.6
ISBN 978-7-5578-9512-9

Ⅰ.①神… Ⅱ.①张… Ⅲ.①神经系统疾病－诊疗
Ⅳ.①R741

中国版本图书馆 CIP 数据核字(2022)第 115947 号

神经系统疾病临床诊治

主　　编	张　孟等
出版人	宛　霞
责任编辑	练闽琼
封面设计	猎英图书
制　　版	猎英图书
幅面尺寸	185mm×260mm
开　　本	16
字　　数	176 千字
印　　张	7.125
印　　数	1-1500 册
版　　次	2022年6月第1版
印　　次	2022年6月第1次印刷

出　　版	吉林科学技术出版社
发　　行	吉林科学技术出版社
地　　址	长春市南关区福祉大路5788号出版大厦A座
邮　　编	130118
发行部电话/传真	0431-81629529　81629530　81629531
	81629532　81629533　81629534
储运部电话	0431-86059116
编辑部电话	0431-81629510
印　　刷	廊坊市印艺阁数字科技有限公司

书　　号	ISBN 978-7-5578-9512-9
定　　价	38.00 元

前　言

　　神经系统涉及的疾病种类繁多，加之近年来基础医学和边缘学科的迅猛发展，各种新的诊断方法和治疗技术层出不穷，使神经科临床医师始终面临着新知识的挑战。正在不断自我完善的神经科临床医师既要在浩如烟海的文献中涉猎，在目不暇接的网络中搜寻，以积累广博的知识，也要在临床实践中辛勤地工作和思索，以积累丰富的经验。为了适应新时期对临床医学的更高要求，提高广大临床医师的技术水平，特组织编写此书。本书内容丰富、资料新颖、紧扣临床、实用性强，是一本对医疗、教学和研究工作者有价值的参考书，有助于解决在临床中遇到的实际问题。

目 录

第一章　脑血管解剖

第一节　脑血管的组织解剖学

一、血管的分类及结构

根据血管在循环中的位置，管腔的大小和组成中膜平滑肌层的数目的不同，将血管分为：弹性动脉（大动脉）；肌性动脉（中、小动脉）；微动脉；毛细血管；微静脉和静脉（小、中、大静脉）。

（一）动脉

根据管径的大小，将动脉分为大、中、小三级，其管腔的基本结构相似，由内、中、外三层膜组成。①内膜，内膜位于腔面，从内向外，由内皮、内皮下层及内弹力膜三部分组成。内皮位于内膜表面；内皮下层很薄，由少量结缔组织构成，并含少许纵行平滑肌；内弹力膜是由弹性蛋白形成的有许多小孔的均匀质膜，在血管切面上观察，因血管壁收缩，此膜呈波状起伏。②中膜，主要由平滑肌组成，平滑肌纤维间夹有弹性纤维和胶原纤维。③外膜，由疏松结缔组织组成，其胶原纤维和弹性纤维常呈螺旋状和纵向分布。在外膜与中膜交界处有较致密的弹性纤维，有的交织成薄而不连续的外弹力膜，此外，该层中还含有小的营养血管和神经纤维。

（1）大动脉：由于大动脉管壁含有弹力膜，故又称弹性动脉，如主动脉和临近的大动脉。其特点是：①内皮下层较明显；②中膜较厚，由 40～70 层弹性膜组成，膜间存在有平滑肌；③外膜较薄，无明显外弹力膜。

（2）中动脉：又称肌动脉，管壁富含平滑肌细胞。除主动脉和肺动脉，凡在解剖学中有名称的动脉都属中动脉。中动脉由典型的内、中、外膜组成，其中膜主要由 10～40 层平滑肌组成。

（3）小动脉与微动脉：管径在 1mm 以下的动脉称为小动脉，小动脉也属肌性动脉，其中膜有 3～4 层平滑肌。管径在 0.3mm 以下者称微动脉，无内弹力膜；中膜一般只有 1～2 层平滑肌；外膜较薄。

（二）静脉

管壁也分为内膜、中膜和外膜 3 层。特点是：①血管腔大，管壁薄而柔软，弹性小，故在切片标本中管腔常呈不规则塌陷；②管壁三层膜分界不明显，结缔组织较多；③外膜较中膜厚，结缔组织内含有较多的纵行平滑肌束；④管径在 2mm 以上的静脉常有静脉瓣。

二、脑动脉的组织结构

颅内动脉由内膜、中膜和外膜组成，与相同口径的颅外动脉相比，内膜相同，中膜和外膜明显薄弱。脑动脉和颅外动脉中膜内的肌纤维与结缔组织的比例也不同，如管径相似的基底动脉与肠系膜上动脉相比，前者的平滑肌 10～20 层，肌纤维占管径成分的 85%，胶原纤维约 12.5%，弹性纤维 2.5%。后者平滑肌约 35 层，仅占管壁成分的 63%，胶原纤维 33%，弹性纤维 4%。颈内动脉和椎动脉从颅外至颅内的中膜肌组织与结缔组织比例递变，可见血管的被动成分（结缔组织）明显减少，主动成分（肌组织）明显增加。颅内脑外动脉外膜缺乏纵行排列的支持结构，依靠血管内的压力对抗脑脊液对血管壁的作用。动脉的收缩和舒张运动波传给脑脊液，后者的波动传给静脉。

总之，脑动脉属肌型动脉，内弹力膜较厚，中膜和外膜较薄，弹力纤维减少，没有外弹力膜，因此，脑动脉波动较少。

三、脑静脉的组织结构

脑静脉壁比颅外静脉的薄，无瓣膜，大多数穿行蛛网膜下腔通入硬脑膜窦。较大或中等静脉的内皮有一层弹性膜，再外面为结缔组织，结缔组织内的弹性纤维形成细网，内外层弹性纤维的网眼大，而中层的小，网眼内有走向不同的胶原纤维。在结缔组织内层可见个别环行的平滑肌纤维，但硬膜静脉窦及大多数脑静脉无平滑肌，因此也无中膜。

脑浅静脉的弹性纤维发育好，尤以大脑的浅静脉更明显。基底静脉的弹性纤维较少，丘纹上静脉内也少，脉络丛的小静脉则较多。大脑内静脉和大脑大静脉壁内有粗的胶原纤维，小静脉缺乏明显的结缔组织支架，其主要结构是基膜和成纤维细胞。

直径较大的静脉，只有一层很薄的肌细胞。微静脉中膜与中间微动脉相似，分化较差，平滑肌细胞相互重叠，有时并不完全覆盖内皮细胞。由于微静脉直径大，故易与微动脉区别。小的微静脉肌细胞为周细胞所代替，故难与毛细血管鉴别。

四、静脉窦的组织结构

静脉窦是位于硬脑膜的骨膜层与脑膜层之间的静脉通道。窦壁由致密的胶原纤维组成，坚韧无弹性。窦腔内衬一层内皮，与静脉的内皮延续，但无瓣膜。来自脑、脑膜、眼球、中耳的静脉血注入头皮静脉。当颅内压增高、颈内静脉回流不畅时，头皮静脉即扩张充血以起代偿回流作用。

静脉窦的存在可保持颅内血容量的稳定，并保持脑脊液的回流。它既不构成对脑表面的压迫，也不会被压瘪，在受到损伤或手术切断时窦壁也不会塌陷，故止血困难，不易结扎，且有产生空气栓塞的可能。

静脉窦有神经纤维分布，是一个特殊的反射发生野，对于调节恒定的颅内压有一定的作用。

五、脑内毛细血管的组织结构

走行于蛛网膜下腔中的血管是中动脉和小动脉，在大脑皮质内为微动脉、微静脉和毛细血管。血管进入脑实质后，血管周围有一间隙，叫血管周围间隙。此间隙由软脑膜和血管外周的胶质膜构成。当小动脉接近微动脉和毛细血管水平时，血管外周的软膜鞘与血管融合，血管周围间隙即消失。此时，包裹在血管基膜外的是一层由星形胶质细胞足样突起形成的胶质膜。此膜约包裹血管壁的50%～85%。而神经细胞间只存在极狭小的细胞外隙，宽约10～20nm，内含细胞外液。

血脑屏障：在血液和脑组织之间具有一种能阻止某些物质从血液进入脑组织的屏障，称血脑屏障。其结构包括毛细血管内皮细胞及细胞间紧密连接、基膜、周细胞、星形胶质细胞脚板和极狭小的细胞外隙。这些部分不仅具有机械阻挡作用，而且其极性分布的电荷、特殊的酶系统和免疫反应等也构成复杂的屏障系统，共同调节血液与细胞外液和脑脊液之间的物质交换，维持脑内环境的稳定。

第二节 脑动脉系统

脑的动脉分属两个动脉系统：即颈内动脉系统和椎-基底动脉系统。概言之，以枕顶裂为界，大脑半球前部 2/3 和部分脑由颈内动脉系供应；大脑半球后 1/3 以及部分间脑、脑干和小脑由椎-基底动脉系供应。颈内动脉与基底动脉的分支在脑底形成吻合，称大脑动脉环。大脑动脉环的存在，对脑血液供应的调节与代偿起重要的作用。无论颈内动脉或椎-基底动脉都位于脑的腹侧面，因此脑的动脉分支都是由腹侧面发出，然后绕到脑的背侧面，沿途发出分支供应脑的各个结构。

供应大脑半球的动脉可分皮质支与中央支。皮质支进入软膜后先吻合成网，然后从吻合网上发出细小分支，以垂直方向进入皮质，在脑实质内的行程长短不一，短支分布皮质，长支可经皮质一直延伸到皮质下髓质。中央支起自动脉主干的近侧端，它们几乎垂直穿入脑实质供应脑内灰质核团如基底核、丘脑等，也分布至脑的白质如内囊、外囊等。过去一般认为皮质支与中央支穿入脑实质后是不吻合的终动脉。而现在许多实验证明，中枢神经系统中存在毛细血管前的吻合，否认终动脉的说法。但是当一个主要血管阻塞，这种吻合不能维持足够量的血液循环，因而产生该动脉分布区的一个软化灶。

一、颈内动脉系

颈内动脉在相当于甲状软骨上缘，或第四颈椎水平发自颈总动脉。在颈部上升，无任何分支，直达颅底。然后穿颞骨岩部颈动脉管，在破裂孔上方进入颅内。弯曲向前通过海绵窦，前进至蝶骨小翼前床突内侧处，穿海绵窦壁的硬脑膜，然后穿蛛网膜，进入蛛网膜下腔，它再向后上方弯曲，在脑底面前穿质附近，发出脉络膜前动脉和后交通动脉后，分为大脑前动脉与大脑中动脉两大终末支。在临床正常颈内动脉造影，颈内动脉颅内段按 X 线解剖可分 5 段：①岩骨段（C_5）行于颞骨岩部内，走行方向由后外至前内。②海绵窦段（C_4）行于海绵窦内，走行方向由后向前。③膝段（又称虹吸弯段 C_3）由海绵窦段移行为床突上段的转折处，呈"C"形走向。④床突上段（C_2）位于前后床突连线的稍上方，走行方向由前向后。⑤终段参与组成脑底动脉环。

由虹吸弯段 C_3 或 C_2、C_3 交界处发出眼动脉穿视神经孔入眼眶。

颈内动脉供应脑部的分支，分述如下。

（一）大脑前动脉

大脑前动脉在视交叉外侧，正对嗅三角处，由颈内动脉发出，最初该动脉近水平位自后外向前内越过视神经上方至视交叉上方，在此，以前交通动脉与对侧同名动脉相连，随后本干进入半球间裂，向上升，贴附于半球内侧面，再绕胼胝体膝，沿胼胝体上面，走行于胼胝体沟内，由前向后直达胼胝体压部前方，本干斜向后上成为楔前动脉而终止。大脑前动脉在脑底起始段发出中央支，在大脑半球内侧面沿途发出主要皮质支如下：

（1）眼动脉发自动脉的上升段，分支供应额叶眶回内侧份与直回。

（2）额极动脉约在胼胝体膝部附近发出、行向前上，分支供应额叶前部和额极，并越过大脑半球前内缘供应额极外侧突面。

3

（3）胼周动脉可作为大脑前动脉的本干，行于胼胝体沟内，沿途向下发出若干细支，供应胼胝体。向上依次发出额内侧、额内中、额内后及中央旁动脉，供应扣带回，额上回内面，中央旁小叶，并翻越半球背外侧面的上缘，供应中央前回和中央后回的上 1/4 处以及额上回和额中回的上缘或上半。

（4）楔前动脉多为胼周动脉的直接延续，在胼胝体压部的稍前方，几乎直角的弯曲向上至楔前回，并越过半球上缘至顶上小叶，没入顶内沟。主要供应扣带回后份，楔前回前 2/3，顶上小叶、顶下小叶上缘。

总之，大脑前动脉皮质支供应直回、眶回内侧半，半球内侧面顶枕沟以前的皮质和胼胝体，在背侧面达中央前、后回上 1/4，额上回，额中回上缘或上半，顶上小叶，顶下小叶上缘。

若大脑前动脉的皮质支闭塞，可产生相应的临床症状和体征：①对侧肢体中枢偏瘫，特别表现在小腿与足部。②对侧下肢感觉障碍、精细复杂的各种感觉障碍比较严重，而痛温损害轻微。触觉障碍亦不明显，深感觉如关节肌肉运动觉和位置觉，实体感觉等发生的障碍特别明显。③额叶性精神症状，由于大脑前动脉分支分布额前区包括额极。④皮质中枢性排尿障碍，因胼周动脉发支供应中央旁小叶（最高排尿中枢）。⑤左侧意想运动性失用症，胼胝体主要由大脑前动脉供应，当胼胝体受损时，因左侧缘上回颈胼胝体至右侧中央前回间的纤维受损害，而发生左侧失用症。

（二）大脑中动脉

大脑中动脉可作为颈内动脉的直接延续，不参与大脑动脉环的组成。该动脉自颈内动脉发出后，向外侧横过前穿质，在此发出很多中央支，然后颈颞叶与脑底面的深裂隙，进入大脑外侧沟，主干贴附岛叶表面，在岛叶与颞叶之间斜向后上以角回动脉而终止。有时主干在岛叶附近分为上、下两干：上干分支到额叶和部分顶叶凸面；下干分支至颞叶，枕叶及部分顶叶凸面。据我国材料统计，以双干型为多，占 60%，单干型不及半数占 40%。本干在岛叶区呈扇形发出 5～8 个分支，上支沿岛叶表面上行，在接近岛叶上缘时，弯曲向外侧，沿岛盖内面返回至外侧沟，然后浅出分布于外侧沟上方的皮质区，下支亦越过外侧沟深面的颞叶皮质，再浅出分布于外侧沟下方的皮质区。如此迂曲行经在血管造影作诊断时有重要意义。

皮质支的主要分支如下。

（1）眶额动脉：从总干或上干发出，向前上方行，以外侧沟深面浅出，在外侧沟的前水平支与前升支附近分为前后两支，前支沿前水平支向前，供应眶回外侧半，后支沿前升支上行，分支供应 Broca 氏区（三角区与岛盖部）及额中回前部。

（2）中央前沟动脉：从总干或上干发出后，颈外侧沟深面浅出，然后斜向后上，分 2～3 支。前部分支供应岛盖后部、额中回后部。后部分支分布中央前回前部下 3/4 皮质（相当 4 区一部分、6 区）。此动脉分支最终入中央前沟，并恒定地随此沟上升，故此动脉可作为中央前沟的定位标志。

（3）中央沟动脉：从总干或上干发出，经外侧沟深面浅出，多跨过封锁中央沟下部的脑回，随后沿中央沟上行，分布于中央沟两岸中央前，后回的中下 3/4 皮质（相当于 4 区一部分和 3 区、部分 1.2 区，43 区、40 区下部）。此动脉与中央沟有显著的恒定关系，可借此作为确定中央前、后回的标志。

（4）中央后沟动脉或称顶前动脉：从总干或上干发出，经外侧沟深面浅出，沿中央后沟上升支上部，弯曲向后深入顶内沟，分支供应中央后回下 3/4 和顶内沟前部上、下缘的皮质（相当于 1.2 区、40 区及 7 区）。此动脉全程与中央后沟及顶内沟关系密切，可借此作为确定此两沟以及中央后回及顶上、下小叶。

以上四条动脉除眶额动脉外，其余三条从大脑外侧沟深方翻至大脑皮质背外侧面后，都走行向上，故在脑血管造影上三条动脉总称额顶升动脉。有时它们为一共干，起自大脑中动脉，再行分支。

（5）顶下动脉或称顶后动脉：此动脉通常为双干型上干的中末支，也可以从下干发出，经外侧沟后支上升，并越过缘上回，深入到顶内沟。主要供应缘上回及顶上小叶下缘皮质。

（6）颞极动脉：多由大脑中动脉主干或下干在进入外侧沟以前发出，先向外上，绕至颞极凸面然后分支供应颞极内、外侧面。有时颞极动脉是颞前动脉的一个分支。

（7）颞前动脉：从总干或下干发出后斜向外，越过颞上回前部再斜向后下，分布至颞上、中回前部和颞下回上缘。

（8）颞中动脉：从总干或下干发出，经外侧沟深面浅出，在颞叶中部越过颞上回，进入颞上沟斜向后下，分布于颞叶上、中回中部和颞下回上缘（21/22 区的前部和 41/42 区前部）。

（9）颞后动脉：从总干或下支发出，经外侧沟深面，于外侧沟后端浅出，越过颞上回斜向后下，有时可向后伸展达枕外侧沟。主要供应颞上、中回后部和颞下回后部的上缘，也可分布到枕叶外侧面（相当于 41、42 区，22/21 的后部和 37 区）。

（10）角回动脉：可作为大脑中动脉的终末支或双干型下干的中支，也是大脑中动脉皮质中最恒定的一支，先在外侧沟深面行走一段，然后浅出，沿颞上沟后端行，越过角回至顶内沟后部。供应角回和顶上小叶后部的下缘皮质，有时此动脉可伸展至顶枕沟外侧端。

总之：大脑中动脉广泛分布于大脑半球背外侧，包括额中回以下，中央前回和后回的下 3/4、顶下小叶、颞上、中回、颞下回上缘或上半、颞极内外侧面及岛叶皮质、枕叶枕外侧沟以前的皮质区。其中涉及运动区，运动前区、体感区、听区以及联络区。

若大脑中动脉临近外侧沟阻塞，可产生对侧上肢、面肌和舌肌瘫痪，对侧上肢和头面部感觉障碍，包括实体感觉丧失和不能分辨不同程度的刺激，损伤若发生在优势半球，患者可以产生运动性失语，这是由于额下回后部语言运动区受累所致。损伤在缘上回，则产生运用不能或失用症。损伤在角回可发生失读症。损伤颞上回后部（听觉性语言中枢）可以发生听感觉性失语症。损伤额中回后部（书写中枢）可发生失写症。

（三）颈内动脉
颈内动脉又发出脉络膜前动脉与后交通动脉。

二、椎-基底动脉系
椎动脉自锁骨下动脉第一段发出后，穿行颈部第六至第一颈椎横突孔，再绕寰椎侧块，经枕骨大孔入颅，入颅后左右椎动脉逐渐向中线靠近，多在脑桥下缘汇合成基底动脉。基底动脉行经脑桥腹侧，至脑桥上缘，分成左右大脑后动脉两大终末支。

（一）椎动脉在行经过程中发出下列分支
（1）脊支：经椎间孔，随脊神经至脊髓及其被膜。

（2）脊髓后动脉：自椎动脉入颅后的起始段发出，绕过延髓外侧面，沿后外侧沟垂直下行，经枕骨大孔入椎管。左右脊髓后动脉平行地沿脊髓后面下降，供应脊髓后 1/3 部（后索和后面）和延髓背侧部。

（3）脊髓前动脉：约在橄榄中部水平从左右椎动脉发出，发出后两侧动脉斜向中线很快合成一条动脉干，然后经枕骨大孔入椎管，沿脊髓前面的前正中裂下降，在起时段发细小延髓支，供应延髓腹侧中缝两旁的结构。

（4）小脑后下动脉：是椎动脉的最大分支，左右各一。其发出点比脊髓前动脉发出点为低，通常平橄榄下端附近发出，向后外侧行于延髓与小脑扁桃体之间，行程弯曲。供应延髓背外侧和小脑后下面、小脑扁桃体以及深部的齿状核。还发脉络膜支组成第四脑室脉络丛。

（二）基底动脉的分支

（1）小脑前下动脉：起自基底动脉尾侧 1/3 处，它行经展神经、面神经和位听神经的腹侧面达小脑下面，供应小脑下面的前部和前缘，又发支供应脑桥被盖尾侧部。

（2）迷路动脉：为细长分支，自基底动脉发出后，在展神经根前方越过，行向外侧，与面神经、位听神经伴行进入内耳道。分布于内耳前庭和三个半规管及耳蜗。有80%以上的迷路动脉发自小脑前下动脉。

（3）脑桥动脉：有十几条以上，细小长短不一的分支，供应脑桥。

（4）小脑上动脉：起于基底动脉头端、沿小脑幕腹侧向外，分布于小脑的上面、小脑髓质深部和齿状核等中央核团。还供应脑桥头端被盖部。

（5）大脑后动脉：是基底动脉的终末分支。大脑后动脉在脚间池内行向外侧，环绕大脑脚转向背侧面；越过海马旁回沟，沿海马沟向后，直到胼胝体压部的后方进入距状沟始段，分为两终末支：顶枕动脉和距状沟动脉。大脑后动脉起始段与小脑上动脉平行向外，两者间夹有动眼神经根丝。

大脑后动脉环绕大脑脚转向背面，跨过小脑幕切迹，行于小脑幕上面的半球内侧面，因此当颅内压增高时，颞叶海马旁回沟移向小脑幕切迹下部，大脑后动脉亦相应向下移位，压迫并牵拉其后下方的动眼神经，造成动眼神经麻痹，主要压迫缩瞳肌的纤维，引起瞳孔放大。

大脑后动脉分为皮质支和中央支。当皮质支闭塞时，出现两眼对侧视野同向偏盲而黄斑视力保存（黄斑回避现象），这现象出现的理由解释不一；有一种说法认为黄斑部的代表区在枕极，而镇静受大脑中动脉与大脑后动脉双重分布故不致受累。胼胝体压部受累，可阻断左侧大脑半球语言区到右侧大脑半球枕叶的纤维联系，产生失读症。

（三）大脑动脉环

大脑动脉环实为颈内动脉系与椎动脉系在脑底的吻合。Willis 氏于1964年首先做了描述，故又名 Willis 氏环。环的前部有三条动脉组成：即左右大脑前动脉，以前交通动脉相连，环的后部以后交通动脉连接颈内动脉终段与大脑后动脉。这些血管形成一个封闭的七形血管环，位于脚间池内，环绕视交叉、漏斗、灰结节和后穿质。根据国人350例脑部材料统计：约有48%的大脑动脉环发育不良或异常；其中较多见的是一侧后交通动脉管径<1mm 的约 27%；大脑后动脉起源于颈内动脉的约 14%；前交通动脉口径<1mm 或缺如；两侧大脑前动脉起源于一侧颈内动脉等。大脑动脉环两侧的血液在正常情况下是不相混合的。它作为一种代偿的装置。但若环上有一处发育不良，当组

成动脉环之一发生阻塞时，就很难迅速起到代偿作用。不正常的动脉环易出现动脉瘤，前交通动脉和大脑前动脉的连接点常是动脉瘤的好发部位。

（四）中央支

中央支发自大脑动脉环及大脑前中后动脉的近侧段，为短细支，呈直角穿入脑实质，供应间脑、基底核和内囊。中央支在低等动物中，被认为终动脉，在人可能有前毛细血管间吻合，但一旦主要血管阻塞或脑缺血，亦难维持其正常血液循环。以动脉环为中心，分为前内侧群、后内侧群、前外侧群和后外侧群。

第三节　脑静脉系统

脑的静脉分深浅两组。浅静脉主要收集大脑半球皮质及皮质下髓质的静脉血，分别注入颅顶部上矢状窦和颅底部海绵窦、横窦、岩上窦和岩下窦等。深静脉组主要收集半球深部髓质、基底核、内囊、间脑和脑室脉络丛的静脉血，汇合成一条大脑大静脉，注入直窦。硬脑膜静脉窦的静脉血，最后汇流入颈内静脉，再经无名静脉和上腔静脉，返回右心房。

脑的静脉与一般体静脉比较，有以下几个特点：①管壁缺乏肌肉和弹力纤维，因而管壁薄，无弹性。②脑静脉大多不与动脉伴行，脑静脉深、浅两组之间均存在吻合。③脑静脉干穿出软膜，跨过蛛网膜下腔，注入硬脑膜静脉窦。④脑静脉和硬脑膜静脉窦内，没有防止血液倒流的静脉瓣装置；仅在脑静脉开口于脑膜静脉窦处有瓣膜，这是起改变血流方向的装置。

一、脑浅静脉

收集大脑半球背外侧面及部分内侧面和底面的静脉血，通常以大脑外侧沟为界，分为上、中、下三组。外侧沟以上的静脉，属大脑上静脉组；外侧沟以下的静脉属大脑下静脉组；在外侧沟部位的静脉称大脑中浅静脉组。

（1）大脑上静脉：收集半球背外侧面和内侧面上份（即扣带回以上区域皮质和皮质下髓质）的静脉血。大脑上静脉约有 10～15 支，其中以 7～9 支的为多数。大脑上静脉注入上矢状窦之前，常有一些静脉合并成一干，再注入窦内。因此静脉在窦上的开口比实际的静脉数要少，一般以 6 或 7 个开口为多见。各静脉呈放射状散布于大脑半球凸面。额部数目最多，顶部次之，枕部静脉数量最少。它们汇入上矢状窦的方向，在额部成直角，向后其角度逐渐减小，到顶叶后部几乎与窦平行。因此，大脑上静脉逆静脉窦内自前向后的血流方向，斜行穿入窦内，这对提高静脉窦的血压，且防止血液倒流，都起着重要的影响。大脑上静脉在半球上的这种配布，可能是在个体发育时，半球向后发展，静脉亦跟着向后移的结果。

大脑上静脉行于蛛网膜下腔内，至上矢状窦附近穿蛛网膜，然后在硬膜下腔内行走一短段，再穿上矢状窦，这游离的一短段称桥静脉，一般长 1cm。桥静脉可保证脑在颅内有一定的位移。在半球间手术入路时，注意保留桥静脉。如切断中央沟静脉的桥静脉，患者可以出现偏瘫。大脑上静脉紧贴硬脑膜上矢状窦壁，且不易与它们分离的一段称贴段，自贴段外端至正中线，一般约 1～1.5cm。在神经外科手术时极易损伤而出血，需加以注意。

（2）大脑中浅静脉：以 1～3 条最为多见。收集大脑半球外侧沟附近的额、顶、颞叶的血液。本干多见于外侧沟内，沿此沟向前下方行达大脑底面，在蝶骨小翼附近注入海绵窦，它常借大交通静脉与大脑上静脉吻合，通入上矢状窦。借枕交通静脉衔接横窦。颅外伤时蝶骨小翼骨片可切割此静脉，造成大脑中浅静脉出血。

（3）大脑下静脉：主要收集颞叶外侧面以及颞叶、枕叶底面的大部分血液。枕叶内侧面的一部分血液也流注入大脑下静脉。大脑下静脉一般自前上方向后下方斜行，最后汇入横窦。在半球底面还有分散的小静脉，分别注入邻近的岩上窦或海绵窦。

此外，分布于皮质及皮质下髓质不属于三组的静脉还有：大脑中深静脉、额叶浅静脉、大脑浅静脉、枕内静脉。

二、脑深静脉

大脑大静脉是由两侧大脑内静脉，在松果体后缘会合而成。它是一条短粗、薄壁的深静脉主干。走行方向由前向后，它接受基底静脉、枕内静脉、小脑上内静脉汇入的静脉血，在胼胝体压部的后方注入直窦。

（1）大脑内静脉：大脑内静脉位于第三脑室顶中缝的两侧，它由透明隔静脉、脉络膜静脉和丘脑纹状体上静脉在室间孔后上缘会合而成。大脑内静脉沿第三脑室脉络组织的两边，蜿蜒向后，沿途接受侧脑室静脉，至松果体后方，与对侧大脑内静脉汇合成大脑大静脉。

大脑内静脉的属支：透明隔静脉、丘脑纹体上静脉、脉络膜静脉。

（2）基底静脉：为深静脉中一条重要主干，它口径比较粗大，行径长而迂曲，起始于前穿质附近，由大脑前静脉与大脑中深静脉汇合形成。基底静脉看上去好像是大脑中深静脉的直接延续。基底静脉自起始点起，沿中脑脚底弯向大脑外侧缘，一般沿膝状体和丘脑枕的下面绕至背侧，沿松果体侧方注入大脑大静脉。沿途收集侧脑室下角、颞叶底面、下丘脑、丘脑腹侧份以及膝状体、大脑脚和四叠体等处的静脉血。

属支有：大脑前静脉、大脑中深静脉。

第四节　硬膜静脉窦系统

硬脑膜静脉窦是硬脑膜某些特定部位的隧道空隙，位于硬膜的骨膜层和脑膜层之间。其内面衬贴一层内皮细胞。管壁由坚韧的纤维结缔组织构成，不具有弹性。硬膜窦腔内无瓣膜。但在脑静脉汇入硬膜窦的入口处可以具有瓣膜或类似瓣膜装置，如半月瓣、中梁和中隔，这些结构有调解入窦血流的作用。脑脊液借助于蛛网膜颗粒的再吸收作用，也汇入硬脑膜窦内。

硬脑膜窦是一个连续的管道系统，主要由上矢状窦和下矢状窦、直窦、横窦、乙状窦、海绵窦及其他颅底诸窦组成，最后穿出颈静脉孔，续为颈内静脉。

（1）上矢状窦：位于脑顶中线稍偏右侧，隐在颅骨的矢状沟和大脑镰的附着缘处。前端细小起自盲孔，后至枕内隆凸附近的窦汇。主要收受大脑背外侧面上部和内侧面上部的血液以及通过蛛网膜绒毛再吸收回的脑脊液。窦的血液方向流向后。上矢状窦在颅内与大脑浅深静脉以及其他诸硬膜窦相通。其起始部与鼻静脉有吻合，在儿童更为明显。

（2）下矢状窦：位于胼胝体背方大脑镰的游离缘上方几毫米左右，呈弓形向后行进，至小脑幕的前缘处，与大脑大静脉汇合延为直窦。主要接受大脑内侧面、大脑镰、胼胝体以及扣带回的静脉血。

（3）直窦：始于胼胝体压部后方，大脑大静脉与下矢状窦汇合的膨大处，位于大脑镰与小脑幕的附着处，它直行向后，在枕内隆凸附近与上矢状窦汇合，并向两侧延伸为左、右横窦。主要接收下矢状窦和大脑大静脉的血液，有时小脑上静脉、小脑幕静脉、小脑幕窦和基底静脉也汇入此窦内。

（4）横窦：是颅内最大的成对的硬脑膜窦之一，位于小脑幕的后缘和外侧缘，枕骨的横沟中。除接收上状窦和直窦的血液外，还接受岩上窦、后髁静脉、乳突导血管、小脑下静脉、大脑枕叶静脉、枕窦、小脑幕窦、板障静脉、导静脉的注入。

（5）乙状窦：也是颅内成对的最大的硬脑膜窦之一，位于颞骨乳突部和枕骨内侧面的乙状沟内，它上接横窦下通过颈静脉孔延续为颈内静脉。岩上窦注入乙状窦近侧段，岩下窦可能注入其远侧段。此外，还接受小脑静脉、脑桥外侧静脉和延髓静脉的注入。

（6）窦汇：是上矢状窦、直窦和左右窦汇相汇合之处。窦汇的变异较大，其形态结构、变异和其吻合特征，对临床有很重要的意义。

（7）枕窦：位于小脑镰的附着缘，枕内嵴的附近。下端起于枕骨大孔后外缘，且与乙状窦相交通，上端汇入横窦。主要接受脑膜静脉血，故又称脑膜静脉。它把窦汇、横窦与乙状窦、岩下窦、椎静脉丛连接起来。

（8）海绵窦：为成对的静脉丛结构，位于颅中窝，蝶鞍的两侧，其范围由眶上裂内端到颞骨岩部尖。窦的大小长约 2cm，宽约 1cm。汇集到海绵窦的静脉有：眼上静脉与眼下静脉属支、大脑中静脉、大脑下静脉、视网膜中央静脉、颈内静脉丛以及脑膜中静脉额支等。汇集到海绵窦的静脉窦有蝶顶窦、岩上窦、岩下窦以及海绵间前、后窦等。

海绵间前窦和海绵间后窦把左右侧海绵窦连接起来，并向前借眼上静脉与面部内眦静脉相通；向后借岩上窦与横窦相交通，借岩下窦与乙状窦或颈内静脉相交通，借基底丛与椎内静脉丛相交通；向下借卵圆孔等处的导血管与翼肌静脉丛相通；向上借基底静脉、大脑大静脉与直窦相通，并借大脑中静脉、Trolard 静脉、Labbe 静脉与上矢状窦、横窦相交通。

（9）颅底其他诸窦：颅底其他诸窦虽然较小，但也都有重要的功能，并通过自有的途径与颈内静脉相连。如岩上窦、岩下窦、蝶顶窦、基底静脉窦、边缘窦、眼岩窦、岩磷窦、Labbe 髁窦、颈内动脉管窦、岩枕下窦等。

第二章 颅脑损伤概论

颅脑可统称头部，头部创伤是临床上经常遇到的人体创伤之一，其发生率占全身损伤的10%～15%，无论在平时或战时都居创伤中的首位，或仅次于四肢骨折。现已成为发达国家青少年致死的首位病因。随着现代化的进程，交通、建筑事业的发展以及运动损伤、意外事故和自然灾害等致伤因素的存在，创伤的发生率还将会继续增多。

颅脑损伤，简言之就是由于外界能量转化而超过机体的回抗能力所致的一种伤害，包括开放的和闭合的原发性颅脑损伤与继发性颅脑损伤。由于伤及中枢神经系统，其死亡率和致残率均高，故历来都视为人体创伤之最险要者。颅脑损伤具有发病率高、病情较急、变化快、需急症手术多、重型者医治和护理任务繁重等特点。并常有身体其他部位复合伤存在，因此颅脑损伤在神经外科学中占重要地位。

颅脑损伤平常多见于交通、建筑、工矿等意外事故及自然灾害、各种锐钝器对头部的打击，战时则以火器伤为多见。近年来，国内外在颅脑损伤的基础与临床研究方面都取得了较大的进展，并逐步用以指导临床治疗。与此同时，各种新技术和设备的涌现，使颅脑损伤患者得到更为有效的救治，从而使死亡率和致残率有所降低。

第一节 颅脑损伤的机制

颅脑损伤包括颅和脑两部分损伤，颅部包括头皮、颅骨，脑部泛指颅腔内容物而言，即脑组织、脑血管及脑脊液。由于其作用的方式和作用在颅脑的部位不同，颅脑损伤的种类及分布也不同。造成颅脑损伤的暴力可分为作用于头部的直接暴力和作用于身体其他部位，然后传递到头部的间接暴力两种，前者在临床病例中占大多数。

当直接暴力作用，如果暴力强度较小，则仅引起头皮和（或）颅骨的损伤，而脑部可以无损伤或损伤较轻微；若暴力超过了表面屏障的致伤阈值，则头皮、颅骨和脑组织将同时受损；间接暴力作用则只引起脑组织的损伤，而头皮和颅骨往往完好无损。另一方面，暴力作用除致原发性损伤之外，尚有一系列继发性损伤：脑缺血、脑出血、水肿及变性等。

一、直接暴力致伤方式

直接暴力有直接的头部着力点。根据头皮、颅骨损伤时暴力作用的方式，分为加速性损伤、减速性损伤、挤压性损伤和旋转运动性损伤。

（1）加速性损伤：对静止的头颅突然遭到外力打击，由静止状态转变为高速向前运动造成的脑损伤，称为加速性损伤。脑损伤主要发生于暴力打击点下面的脑组织。这种暴力作用点下面的脑损伤叫冲击伤，其原因，是着力部的颅骨因受外力作用而产生暂时性局部凹入变形，其深面的脑组织受到冲击力而受伤；与此同时，暴力作用终止，颅骨弹回原状时，在脑与颅骨内板之间又形成一暂时性负压腔隙，又使受损的脑组织在压力梯度突变的作用下再次受损。暴力作用的对侧所产生的脑损伤称为对冲伤。这是因为相对静止的头颅，在遭受打击、朝着暴力作用的方向移动，但头部的运动因受到躯体的限制而骤然停止，此时脑组织因惯性作用冲撞在颅腔的内壁上，引起损伤。对冲性损伤在加速伤中较为少见，这是加速性损伤的特点。

（2）减速性损伤：运动中的头部突然触撞物体而停止造成的脑损伤，称为减速性损伤。如跌伤、坠落伤，或从行驶的车辆上摔下而致伤，既发生于暴力的冲击点部位，也发生于对冲部位。即冲击伤和对冲伤常同时出现，但其损伤效应主要是对冲性脑损伤，其次为局部冲击。其发生机制主要包括：当运动的头碰撞外物突然终止运动时，除有着力点处的颅骨变形外，整个颅骨也因重力或惯性作用发生沿着力轴方向的形态变化。因此，位于着力点对侧的颅骨在碰撞的瞬间突然下压，并随即弹回原处，使局部脑组织遭受正压和负压损伤。其次，当头颅碰撞在相对静止的物体上停止运动时，脑组织仍继续沿惯性方向移动，从而产生柔软的脑组织与粗糙不平的颅前窝和颅中窝以及锐利的蝶骨嵴擦挫和冲撞，特别是额、颞叶前部底面，损伤尤为严重。

（3）挤压性损伤：挤压性损伤是指两个相对方向的暴力同时作用于头部而致伤。除两个着力部位由于颅骨变形或骨折造成脑挫裂伤外，有时脑的中间结构损伤亦较严重，脑干受两侧来的外力挤压而向下移位，中脑嵌于小脑幕上和延髓嵌于枕骨大孔而致伤。尤指婴儿头部的产伤，因产道狭窄或因使用产钳所致。头颅在生产过程中发生变形，常引起颅内出血。

（4）旋转运动性损伤：如果外力的方向不通过"头的圆心"，头部则沿着某一轴线做旋转运动，此时除上面提到的有关因素外，高低不平的颅底，具有锐利游离缘的大脑镰和小脑幕，将会对脑在颅内做旋转运动时，起着阻碍作用并产生切应力，使脑的有关部分，因受摩擦、牵扯、扭曲、碰撞、切割等缘故而损伤。

二、间接暴力致伤方式

间接暴力的着力点不在头部。一般在颅部均无损伤痕迹发现。但它却是一种特殊而又严重的脑损伤类型。

（1）挥鞭样损伤：躯干遭受加速性暴力，患者头部首先过度伸展，继而又向前过度屈曲，头颅与颈椎之间即出现剪应力，两次引起颅颈交界处剪应力性损伤。而整个过程中，头颈部类似挥鞭样运动，造成脑干和颈髓上部损伤，称为挥鞭样损伤。惯性作用可造成颈椎骨折和脱位，颈椎间盘突出等。更为重要的是造成颅骨内面与脑表面相摩擦，以及枕骨大孔与延髓和颈髓上段相摩擦，从而产生脑表面、延髓和颈髓上段的损伤。有时颅内桥静脉撕裂发生硬脑膜下血肿。

（2）颅颈连接处损伤：高处坠落，患者的臀部或双足先着地，由患者的体重和重力加速度所产生的强大冲击力，由脊柱向上传导至枕骨基底部，可引起严重的枕骨大孔环形陷入骨折，致使后组脑神经、颈髓上段和（或）延髓受损。

（3）创伤性窒息：又称胸部挤压伤，常见于胸部遭车辆碾压、倒塌房屋挤压或遭人或动物踩踏等原因。在胸部受挤压时，受伤者声门突然紧闭，使肺、气道与外界不相通形成一密闭腔，而外界巨大的压力使胸壁内陷，胸腔内压力骤然升高，上腔静脉血逆流入颅内，使脑内毛细血管壁受损，而造成脑组织弥散性点状出血，同时可造成上腔静脉所属上胸、颈、头、面部皮肤点状出血。患者可出现脑损伤症状，因脑水肿、缺氧等致颅内压增高、继发性脑损伤，重者昏迷。另外患者可以出现鼻、外耳道出血、鼓膜穿破、耳聋、视网膜出血乃至失明等，此类患者往往胸部损伤较重，可有肋骨骨折、血气胸等，重者出现急性呼吸窘迫综合征，死亡率较高。

第二节　颅脑损伤的分类

颅脑损伤有多种分类方法。按伤后脑组织与外界相通与否，将脑损伤分为开发性和闭合性两类。前者多由锐器或火器直接造成，皆伴有头皮裂伤、颅骨骨折和硬脑膜破裂，有脑脊液漏；后者为头部接触较钝物体或间接暴力所致，不伴有头皮或颅骨损伤，或虽有头皮、颅骨损伤，但脑膜完整，无脑脊液漏。

根据脑损伤机制及病理改变，临床上将脑损伤分为原发性脑损伤和继发性脑损伤两类：前者是外伤作用于头部，立即产生的脑组织损害，包括脑震荡、脑挫裂伤、原发性脑干损伤等；继发性损伤是在原发损伤基础上经过一定时间而形成的病变，包括脑水肿、颅内出血和血肿形成等，表现为受伤当时无症状体征，经过伤后一段时间出现，或伤后即出现症状、体征，并呈进行性加重。此外，尚有按损伤性质、部位的分类。

本文着重介绍临床角度比较实用的损伤程度分类法。

一、昏迷程度分类

（1）颅脑损伤的轻重程度常与昏迷的时间和程度相对应，呈正相关。据此，英国 Teasdale 和 Jennet 提出了格拉斯哥昏迷计分法（Glasgow Coma Scale, GCS）。该法选择对预后产生最重要影响的临床症状，同时选择能最小地减少研究者之间出现误解的方法制订。格拉斯哥昏迷计分按检查时患者睁眼、语言和运动三项反应的情况计分，总分最高为 15 分，最低为 3 分。总分越低，表明意识障碍越重，总分在 8 分以下者表示昏迷（表 2-1）。

表 2-1　Glasgow 昏迷评分法

睁眼反应	言语反应	运动反应
4 分　能自行睁眼	5 分　能对答，定向正确	6 分　按吩咐动作
3 分　呼之能睁眼	4 分　能对答，定向有误	5 分　对疼痛刺激定位反应
2 分　刺痛能睁眼	3 分　胡言乱语，不能对答	4 分　对疼痛刺激屈曲反应
1 分　不能睁眼	2 分　只能发音，无语言	3 分　异常屈曲（去皮层状态）
	1 分　不能发音	2 分　异常伸展（去脑状态）
		1 分　无动作反应

（2）按 GCS 计分多少和伤后原发昏迷时间的长短，可将颅脑损伤患者的伤情分为轻、中、重三型：①轻型，13～15 分，伤后昏迷时间在 30 分钟以内。②中型，9～12 分，伤后昏迷时间为 30 分钟至 6 小时。③重型，3～8 分，伤后昏迷在 6 小时以上，或在伤后 24 小时内意识恶化再次昏迷 6 小时以上者。由于在临床实践中，特重型患者与重型患者之间，仍存在相当的差异，故有人将

3～5分者，由重型分出，列为特重型。

二、伤情轻重分类

按伤情轻重的分类方法，目前已成为国内公认的标准。

（1）轻型（指单纯性脑震荡伴有或无颅骨骨折）：①昏迷0～30分钟；②仅有轻度头昏、头痛等自觉症状；③神经系统和脑脊液检查无明显改变。

（2）中型（指轻度脑挫裂伤伴有或无颅骨骨折及蛛网膜下腔出血，无脑受压症）：①昏迷在12小时以内；②有轻度神经系统阳性体征；③体温、呼吸、脉搏、血压有轻度改变。

（3）重型（指广泛颅骨骨折，广泛脑挫裂伤及脑干损伤或颅内血肿）：①深昏迷，昏迷在12小时以上，意识障碍逐渐加重或出现再昏迷；②有明显神经系统阳性体征；③体温、呼吸、脉搏、血压有明显改变。

（4）特重型（指重型中更急更重者）：①脑原发伤重，伤后深昏迷，有去大脑强直或伴有其他部位的脏器伤、休克等；②已有晚期脑疝，包括双瞳散大，生命体征严重紊乱或呼吸已近停止。

第三节 颅脑损伤的一般临床表现

颅脑损伤患者可有各种迥然不同的临床表现。其具体表现与致伤机制、损伤部位和就诊时间密切相关。根据其表现不同，临床医生可判断伤情轻重及伤病可能随时会发生的变化。就其发生情况，颅脑损伤的临床表现又可以简单地分为一般临床表现和特殊临床表现。下面叙述一些伤后常见的症状和体征。

一、生命体征

脑损伤时，体温、呼吸、脉搏、血压、心率可以反映颅脑损伤的程度。一般来说，伤后患者立即出现意识障碍、面色苍白及四肢松软等一过性表现，并伴有呼吸、脉搏浅弱，节律紊乱，血压下降等。经数分钟及十多分钟后逐渐恢复正常。若伤后生命体征紊乱时间延长，且无恢复的迹象，或是生命体征波动较大，多提示病情危重，急需处理。若伤后生命体征先恢复正常，但随后又渐次出现血压升高、脉压差加大、呼吸深慢、心率变慢等改变（Cushing反应）时，说明有进行性颅内压增高，常暗示颅内有继发血肿。若脉搏和呼吸不慢反快，宜考虑脑挫裂伤。若呼吸节律紊乱、甚而呼吸骤停，常常提示脑疝，特别是枕骨大孔疝的出现。若头伤患者早期出现休克，但无明显的神经系统的症状、体征，而血压低、心率快、呼吸困难，应特别注意全身检查，着重考虑身体其他部分有无合并有创伤性出血。

二、意识障碍

为颅脑损伤常见的临床表现。伤后绝大多数患者都有立即出现的意识丧失，即原发性昏迷。但因损伤的部位、轻重程度、病变病理性质的不同，意识障碍的程度轻重不一，时间也长短不一，轻者数秒钟至数分钟即可逐渐清醒，重者可持续昏迷直至死亡。

（1）意识障碍依据程度不同可分为：①嗜睡，对周围事物淡漠，呈嗜睡状态，但各种生理反射存在；可勉强配合检查及回答问题，回答问题正确但反应稍显迟钝；停止刺激后旋又入睡。②朦胧，蜷卧或轻度烦躁，能主动变换体位，瞳孔、角膜及吞咽反射存在；对外界刺激反应迟钝，对检查不合作，给予较重的痛刺激或较响的言语刺激方可唤醒，只能做一些简单模糊的回答，但欠正确、条理。③浅昏迷，意识迟钝，深、浅反射尚存；反复痛或言语刺激方可有反应，对痛刺激有逃避动作，但不能回答，即无言语反应。④昏迷，意识丧失，常有躁动，对语言无反应，给予痛刺激反应迟钝；浅反射消失，深反射减退或消失，但角膜和吞咽反射尚存，常有小便失禁。⑤深昏迷，对外界一切刺激均无反应，深、浅反射均消失；瞳孔光反射迟钝或消失，角膜和吞咽反射消失，四肢肌张力消失或极度增强，尿潴留。

（2）意识障碍出现的机制：大脑皮质和脑干网状结构是维持醒觉的重要结构，当外力作用在头部引起广泛的皮层功能障碍或脑干网状结构的功能紊乱时，患者即发生长短不一的昏迷。意识障碍程度与颅脑损伤轻重相一致，昏迷持续时间长、程度深，表示为重型脑损伤，如脑干、下丘脑损伤、弥漫性轴索损伤及广泛性脑挫裂伤等。昏迷时间短暂、程度浅，为轻中型颅脑损伤，如脑震荡、轻度脑挫伤等。意识障碍的动态变化还可以提示颅脑损伤的病理类型，伤后即发昏迷，为原发性脑损伤所致。而清醒后又昏迷，为继发性脑损伤（脑水肿、血肿）的表现。伤后昏迷-清醒-再昏迷常见于颅内血肿，尤以急性硬膜外血肿为典型。把握好意识障碍的不同表现，对临床医生有重要意义。

三、头痛、呕吐

头皮挫裂伤及颅骨骨折可有局部疼痛，疼痛的部位常代表致伤的着力点。但整个头部持续性剧痛伴眼球胀痛，并不断加重时，常暗示颅内有继发性血肿、脑挫裂伤伴继发性脑水肿和（或）颅内压增高，多伴有喷射性呕吐。另外，头痛可见于蛛网膜下腔出血、脑血管异常舒缩等。头伤后呕吐也是常见的症状之一，早期的呕吐多因迷走或前庭神经等结构受损而致，后期频繁呕吐，则可能是因颅内压进行性增高而引起的。所以，临床上头伤后头痛、呕吐不断加剧者，应警惕颅内血肿的可能。

四、眼部征象

颅脑损伤患者多有昏迷，因此应特别注意观察眼部体征，包括瞳孔、眼球运动、眼底改变，从而比较客观地了解病情。

（1）瞳孔：瞳孔直径正常人为 3~4mm，双侧等大等圆，其缩肌和睫状肌由动眼神经的副交感神经纤维支配。若伤后双侧瞳孔扩大或缩小，而对光反应正常，患者意识清楚，则无临床意义。若伤后意识清醒，双侧瞳孔立即散大，光反应消失，或伴有眼外斜视，多为动眼神经直接受损而致，即为外伤性散瞳。若伤后双侧瞳孔不等大，光反应灵敏，瞳孔缩小侧睑裂变窄，眼球内陷，同侧面部潮红、少汗，为同侧霍纳（Horner）氏征，系颈交感神经节损伤所致。若双侧瞳孔时大时小，光反应消失，眼球偏侧凝视且昏迷程度深，高热时，多代表中脑受损。若双侧瞳孔极度缩小，光反应消失，并伴中枢性高热时，为桥脑损伤。若一侧瞳孔先缩小，继而散大，光反应差，患者意识障碍加重，而对侧瞳孔早期正常，晚期亦随之散大，为典型的小脑幕切迹疝表现。若双侧瞳孔均散大、固定，光反应消失，多表示濒危或死亡状态。

（2）眼球运动：正常情况眼球运动灵活，向各方向活动不受限。眼外肌是由Ⅲ、Ⅳ、Ⅵ脑神经及其核所支配，任何一神经受损，均会出现眼球运动及位置异常，且常有复视。额中回后部（眼球同向运动中枢）受激惹，两眼向对侧凝视，遭破坏则向同侧凝视。桥脑的斜视运动中枢受激惹，两眼向同侧凝视，破坏则向对侧凝视。眼球分离多示脑干损伤。外展、动眼神经核团及神经受损，可出现眼球相应方向运动受限，双侧外展肌麻痹多见于颅内压增高患者。眼球震颤多见于小脑或前庭系统的损伤，前者呈水平粗大眼震，后者呈水平或旋转性眼震，属前庭神经损伤时常伴有听觉障碍；属核性损伤时，为旋转性眼震。

（3）眼底改变：颅脑损伤患者早期多无眼底改变，偶尔可见眼底视乳头水肿及火焰状出血，提示严重额颞部脑挫裂伤、颅前窝骨折及颅内血肿形成、出血等。视乳头水肿或视神经萎缩，常提示有颅内压增高。

五、脑疝

颅腔被小脑幕、大脑镰分成三个腔。当某分腔有占位病变时，该分腔的压力大于邻近分腔的压力，脑组织从高压力区向低压力区移位，导致脑组织、血管及脑神经等重要结构受压、移位，有时被挤入硬脑膜的间隙或孔道中，从而出现一系列严重临床症状和体征，即为脑疝。颅脑损伤所致各种颅内血肿，如硬膜外血肿、硬膜下血肿及脑内血肿，是引起急性颅内压增高、脑疝的最常见因素。根据移位的脑组织及其通过的硬脑膜间隙和孔道，可将脑疝分为以下常见的三类。

1. 小脑幕切迹疝

按疝出的脑组织和方向的不同，又分为小脑幕切迹上疝与下疝两种。

（1）小脑幕切迹下疝：又名颞叶钩回疝，最为常见，多因幕上一侧大脑半球受压，脑组织被推移至幕下而致。正常情况下颞叶底部靠内侧位于小脑幕切迹缘的脑组织，从前到后有海马回钩、海马回及舌回、齿状回。当上述结构受到推压、被挤向小脑幕切迹缘以下时，引起一系列相应的临床表现：①颅内压增高的症状，表现为剧烈头痛，与进食无关的频繁的喷射性呕吐；头痛程度进行性加重伴烦躁不安，急性脑疝患者视神经乳头水肿可有可无。②瞳孔改变，病初由于患侧动眼神经受刺激导致患侧瞳孔变小，对光反射迟钝，随病情进展患侧动眼神经麻痹，患侧瞳孔逐渐散大，直接和间接对光反射均消失，并有患侧上睑下垂、眼球外斜；如果脑疝进行性恶化，严重受压变形的脑干发生实质内出血、水肿和梗死，则位于脑干内的动眼神经核功能彻底丧失，表现为双侧瞳孔散大，对光反射消失，患者濒于死亡。③运动障碍，表现为病变对侧肢体的肌力减弱或麻痹，病理征阳性；脑疝进展，双侧肢体自主活动消失，脑干严重受损时，可见去脑强直发作。④意识改变，脑干内网状上行激动系统的受累，患者可相继出现嗜睡、朦胧、浅昏迷、昏迷和深昏迷的表现。⑤生命体征紊乱，由于脑干受压，或是病理改变向上蔓延至丘脑下部、向下可累及延髓，出现生命体征异常；可表现为心率慢或不规则，血压波动不定，呼吸不规则，面色潮红或苍白，大汗淋漓或闭汗；最终因为呼吸、循环衰竭而呼吸停止，血压下降，心脏停搏。

（2）小脑幕切迹上疝：又称小脑蚓部疝，较为少见，但预后极差。系因颅后窝压力增高，致使小脑上蚓部向上逆行经小脑幕裂孔，疝入大脑大静脉池。对临床医生来说，尤其应该注意的是，不适当的快速侧脑室减压，可以促发此疝的形成。由于大脑大静脉池受压，影响大脑深静脉回流及四叠体受压而导致水管闭塞，引起脑积水，表现为上睑下垂、两眼上视困难及瞳孔光反应消失。严重时，患者意识丧失，去大脑强直，直致呼吸骤停。

2. 枕骨大孔疝

枕骨大孔疝又称小脑扁桃体疝，是因颅后窝占位病变或因幕上占位病变导致全面颅内高压的后果。由于颅后窝容量较小又恰似漏斗形，枕骨大孔位于窝底，为压力集中处，其前份有延髓，后份即小脑扁桃体与枕大池，对颅内高压的承受力甚小。当颅内压升高时，小脑扁桃体受到来自上方的压力，较易疝入枕骨大孔，从而填塞枕大池，造成脑脊液循环受阻，使颅压更增高，并进一步加重对延髓的挤压。临床表现上，患者剧烈头痛，频繁呕吐，颈项强直，强迫头位。生命体征紊乱出现较早，意识障碍出现较晚。因脑干缺氧，瞳孔可忽大忽小。临床上小脑扁桃体疝发展较缓者，常有颈强直或强迫头位。位于延髓的呼吸中枢受损严重，相应的，患者早期即可突发呼吸骤停而死亡。如果脑疝不能及时解除，患者往往死于中枢性呼吸衰竭。

3．大脑镰下疝

大脑镰下疝又称扣带回疝，为一侧半球的扣带回经镰下孔被挤入对侧分腔引起。

六、神经系统局灶症状与体征

颅脑损伤患者的神经系统症状和体征取决于损伤的部位。准确地掌握创伤后患者神经系统症状和体征，对于判断颅脑损伤患者脑功能损伤部位和程度具有十分重要的价值。

（1）额叶损伤：主要表现为随意运动、言语及精神活动方面的障碍。中央沟前运动区受累可出现对侧面、肢体中枢性瘫痪，局灶癫痫也较常见。额中回后部存在同向凝视中枢，受损后会出现暂时性两眼向患侧偏斜和对侧凝视麻痹及书写不能；当此中枢受刺激时，两眼向对侧同向偏斜，并有眼睑开大和瞳孔放大，同时伴有头部向对侧扭转。额下回后部受损可出现运动性失语。前额叶损害患者表现为注意力不集中，判断力和理解力不清，反应迟钝，记忆力障碍以及精神性格变化等。

（2）颞叶损伤：听觉中枢受损，早期会出现耳鸣和喧嚷等杂音。当两侧听觉中枢损害时会出现耳聋。优势半球颞上回后部受损出现感觉性失语，即患者对听到的声音和语言不能理解。优势半球的颞叶后部受损时，患者对熟悉的物体只能说出用途，不能说出物体名称，即出现命名性失语。颞叶前内侧部病变，可有癫痫，表现为幻嗅、幻物、发怒、恐惧、梦境、神游、伤人伤物、遗忘等。颞叶内侧海马与记忆功能有密切关系，受损时主要表现为近记忆丧失，而远记忆则保持良好，智力亦正常，与额叶病变的记忆力和智力同时受累不同。颞叶后部病变可累及视放射的下部分纤维，产生对侧同向性上 1/4 象限偏盲。

（3）顶叶损伤：中央沟后躯体感觉中枢受损可出现对侧躯体麻木、感觉减退、皮质性感觉障碍。亦可表现为失用症（两侧肢体虽无瘫痪，但不能完成日常熟悉的动作和技能）、失读症（患者对看到的字和词句不能理解）、计算力障碍、病灶对侧同向性下 1/4 象限性偏盲（顶叶受损可累及视放射的上部分纤维）等。

（4）枕叶损伤：一侧视觉中枢受损可出现对侧同向偏盲，两侧受损可出现全皮质盲。有时可引起以视幻觉为先兆的癫痫发作。

（5）内囊与基底节损伤：内囊损伤可出现对侧的三偏综合征，即偏瘫、偏身感觉障碍与偏盲。基底节损伤时，可出现肌张力增高和运动减少综合征或肌张力减低和运动增多综合征。

（6）丘脑损伤：丘脑为感觉传导通路的中继站，并与锥体系有密切联系。创伤后丘脑功能不全的临床表现主要有：对侧感觉障碍，痛温觉较深感觉或皮质感觉障碍明显。自发性疼痛。不自主运动，如舞蹈症或手足搐动症。

（7）下丘脑损伤：下丘脑为大脑皮质下自主神经高级中枢。受损可出现内分泌、代谢、体温调节、拒食、内脏活动等功能障碍，出现昏迷、尿崩、高糖、水盐代谢紊乱、高热、肥胖或消瘦、应激性溃疡等表现。另可出现神经源性肺水肿。

（8）小脑损伤：小脑半球受损主要表现为同侧共济运动障碍和肌张力减低，主要表现为：①步态不稳；②共济运动失调；③联合运动障碍，即协调运动障碍；④平衡不稳；⑤眼球震颤，以水平型眼球震颤为主；⑥言语不流利；⑦肌张力减低；⑧辨距障碍等。

（9）脑干损伤：①中脑损害，主要表现为同侧动眼神经核受损，对侧中枢性面瘫和肢体偏瘫；若中脑网状结构受损时，会出现昏迷，两侧瞳孔散大，四肢痉挛性瘫痪，去大脑强直状态。②脑桥损害，主要表现为三叉神经、展神经、面神经、前庭蜗神经瘫痪，临床可出现双侧瞳孔极度缩小，光反射消失等典型症状；内侧纵束受损时出现眼球同向运动障碍；脑桥基底部损害主要为锥体束受累，表现为对侧肢体瘫痪或四肢瘫痪。③延髓损害，主要表现为舌咽神经、迷走神经、副神经和舌下神经瘫痪；对侧肢体瘫痪或四肢瘫痪；对侧躯干肢体或全身感觉障碍；呼吸、循环功能紊乱，突出表现为呼吸功能障碍，如呼吸不规则、潮式呼吸或心跳减慢、心律异常，最终呼吸心跳停止。

第四节　颅脑损伤的辅助检查

一、紧急辅助检查

急诊室颅脑损伤患者往往表现为病情急重，目前最常用的是 CT 检查，其次是头颅 X 线平片检查，有时仍需行腰椎穿刺检查，这些检查不仅较容易进行，而且很快就可得到准确的结果。当然，针对有些危重患者，临床医生也应该灵活处理，不必非得等辅助检查结果。如急性硬膜外血肿，若其病史及临床表现典型，已发生颞叶钩回疝甚至已进入晚期阶段，可以立即快速输入大量脱水剂降颅压，同时立即行气管插管、备皮，争取时间在局麻下行钻孔探查术，发现血肿后即做开颅清除，术后为防止遗漏病变再行 CT 检查，这样可能挽救此类危重患者的生命。MRI、腰椎穿刺检查及数字减影脑血管造影检查（DSA）在急诊室紧急辅助检查中相对少用。

1. 头颅 X 线平片检查

X 线平片检查在 CT 应用之前都作为急性颅脑损伤最重要的常规检查方法。通过检查，可以显示颅骨骨折、颅缝分离、颅内积气，有无颅内金属异物及颅骨碎片，同时，对分析致伤机制、脑组织损伤情况以及血肿的部位均有重要价值。但对于伤情危重者，不可强求该项检查，以免因摄片而延误手术时机。

X 线平片显示正常颅骨可见外板、内板及板障三层。需要注意的是，6 岁以前的儿童颅板仅为一层，至 7 岁以后才逐渐分层，老年则颅骨三层分层不清。另外，颅骨缝常与颅骨线性骨折相混淆。颅缝外板呈锯齿状，内板呈直线，两者在照片上可分别成影不相重合为其特点。颅骨平片上常有许多血管沟、静脉窦压迹、板障静脉沟和蛛网膜粒压迹，亦应与颅骨骨折或颅骨缺损相区别。颅内某些生理性钙化斑，如钙化的松果体，若在 X 线平片上得以显示，一方面需区别病理改变，另一方面，可根据此钙化斑的偏移而推断大脑半球的占位病变。对临床医生来说应该引起注意的是，颅骨线性骨折线越过血管沟或静脉窦压迹时提示硬膜外血肿的可能。颅内积气或鼻旁窦积液常暗示有颅底骨折。对粉碎凹陷骨折或火器伤患者的 X 线平片，应特别注意进入颅内的骨片或异物。

2. CT 检查

电子计算机断层扫描（CT）检查是近年来广泛应用于神经外科的临床检查方法。近些年来，CT 扫描已成为颅脑创伤患者和创伤后脑功能不全首选的辅助诊断手段。此项检查具有主要优点：无损伤及快速有效显示颅脑病变，包括部位、程度，如血肿的位置、大小、形态、毗邻、数量及脑室、脑池形态和中线结构移位情况，能帮助迅速做出正确诊断，并为外科手术提供全面、准确的资料。可以反复动态检查以观察颅内病变的发展与转归，明确脑水肿的范围、各种颅脑损伤的合并症与后遗症。因此颅脑 CT 检查不但是急性颅脑损伤急诊室诊断的最重要、方便、快捷及有效的检查手段，而且对一些特殊性脑损害、迟发性病变、病情的演变以及预后的判定亦有重要意义。

但与此同时，CT 也存在一些难以避免的缺点，例如，对等密度病变的认识较为困难，位于颅底的或颅顶的病变易遗漏，对脑干内的或体积较小的病损显示较差，区别慢性硬膜下积液所致脑沟加宽与脑萎缩改变，尚有一定困难。且冠状位成像困难、矢状位成像不能，这些都限制了其应用。值得注意的是：临床医生不能单纯依赖 CT 扫描，而忽视临床症状和体征。更要防止不顾病情危急而片面强调 CT 检查，延误抢救治疗时机乃至危及患者生命的做法。

正常情况下各种组织都有相对固定的 CT 值，读片时除了需要熟悉头颅各层面的解剖结构之外，还需了解各正常组织的和异常病变的 CT 值和形态特点：一般脑灰质为 32～40Hu，白质为 28～32Hu，脑脊液为 3～14Hu。增强后灰质可增加 8～10Hu，白质增加 2～3Hu，富含血液的组织增强明显，血供差的则不被增强。颅脑创伤和创伤后脑功能不全患者 CT 扫描的主要征象包括以下几个方面：

（1）颅内血肿：血肿为高密度影像，CT 值在 40～100Hu，因部位和期龄的不同，血肿周围组织的反应和血肿本身的密度可有相应的变化。

急性硬脑膜外血肿：表现为颅骨内板下方出现边缘整齐的局限性梭形高密度区，血肿内侧面比较平直，血肿形态呈平凸形；多伴有颅骨骨折，血肿相邻部位脑水肿反应较轻。

急性硬膜下血肿：与硬膜外血肿相近似，表现为颅骨内板下方呈新月形高密度区。由于紧贴于脑组织，或伴发有脑挫裂伤，故脑水肿反应明显、占位效应亦较显著。

急性脑内血肿：表现为脑实质内不规则高密度区，CT 值可达 50～90Hu，包绕血肿周围有显著的水肿带。

亚急性和慢性颅内血肿：血肿密度随期龄改变，约在 3 天左右密度最高，约 50～70Hu。此后随着血肿液化吸收，逐渐出现密度分层，继而在伤后 2～4 周，呈现等密度表现，即亚急性颅内血肿表现为等密度或混合密度区。至慢性阶段因有血肿被膜形成，可显示被强化的弧形线状内膜影像，血肿形态多为梭状，表现为低密度区。

（2）脑挫裂伤：典型的表现呈混杂密度改变，在低密度水肿区内有斑点状高密度出血灶。挫裂伤灶较大者，不仅周围有明显的脑水肿反应，还可见脑室、脑池移位变窄等占位效应。常见的挫裂伤区多在额、颞前份，易伴有脑内血肿，且蛛网膜下腔亦有出血表现，可见脑基底池、纵裂池有高密度影充填。严重胸部创伤所致的创伤性窒息的患者，脑内亦可出现多灶点状或片状出血。

（3）外伤性脑池和脑室系统改变：脑室内出血时 CT 扫描可见有高密度影像，出血少者仅占据部分脑室，出血多时可形成脑室铸形。3～4 天后密度开始减低，12 天左右消失。继发于脑室附近的脑内血肿破入脑室者，可在 CT 上看到原发血肿灶。因颅内血肿、脑水肿或脑肿胀，脑室、脑池可发生受压变形、狭小或消失。后期由于出血粘连，脑脊液循环受阻，可引起脑积水。

（4）中线结构移位：以透明隔和大脑镰为标志的中线结构移位＞5mm 和环池＜4mm 则是判断脑受压的重要标志，特别是成人环池＜4mm 是脑受压的早期征象，随后依次出现脑室系统受压变小、中线结构移位等。

（5）外伤性脑梗死：CT 的广泛应用，不但能早期发现梗死灶，并能进行动态的观察。梗死初期仅表现为边界不清的稍低密度灶，故 CT 对脑梗死的早期诊断需注意仔细读片。24 小时后渐清楚显示低密度区，其形态和部位与脑血管供血分布相应，多为底向皮质的楔形或扇形，约在 5～6 天后可出现脑回样增强现象。至 2～3 周时因水肿消退和吞噬细胞浸润，密度可相对增高而呈等密度，即"模糊效应"，但此后密度持续降低并囊变。

（6）迟发性外伤性颅内血肿：指急性颅脑外伤患者首次 CT 检查未发现血肿，但经过一段时间 CT 检查中发现了血肿，或是原无血肿的部位发现了新的血肿，此种现象可见于各种外伤性颅内血肿。形成机制可能是外伤当时血管受损，但尚未全层破裂，因而 CT 检查未见出血；伤后由于损伤所致的局部二氧化碳蓄积、酶的副产物释放以及脑血管痉挛等因素，使得原已不健全的血管壁发生破裂而出血，形成迟发性血肿。

当颅脑外伤患者首次 CT 扫描后出现下列征象时，应警惕迟发性外伤性颅内血肿：①患者意识障碍进行性加重；②局灶性神经系统症状和体征；③局灶性癫痫；④颅内血肿清除术后意识好转一段时程后又发生恶化；⑤患者颅内压进行性升高。必要时应行 CT 动态观察以防患于未然。确诊需依靠多次 CT 检查的对比。迟发性血肿常见于伤后 24 小时内，而 6 小时内的发生率较高，24 小时后较少。

（7）弥漫性轴索损伤（Diffuse Axonal Injury，DAI）：头部在遭受旋转加速暴力致伤时，神经纤维受到剪应力性原发性损伤，可造成弥漫性轴索损伤。严重时临床病情危重，死亡率高，恢复良好者少于 25%。CT 表现为大脑皮质与白质之间、灰质核团与白质交界区、脑室周围、胼胝体、脑干背外侧及小脑内有散在的毛细血管小出血灶，而无占位效应。有时伴有蛛网膜下腔出血、脑室内出血及弥漫性肿胀。MRI 对脑实质内的小出血灶或挫裂伤显示优于 CT。

（8）脑水肿和脑肿胀：重型头部外伤后数小时行 CT 检查即有明显的一侧或双侧脑水肿-肿胀，并常呈进行性恶性发展难以控制，存活期短、死亡率高。CT 表现为脑室和脑池受压变窄，大脑纵裂有高密度出血带，脑肿胀充血 CT 值升高，随着脑水肿的加重，CT 值始逐渐下降，呈弥漫性低密度区。这种充血性脑肿胀尤以儿童和青少年为多，成人则多属低密度脑水肿表现。

3. 磁共振成像检查

磁共振成像技术是继 CT 扫描后出现的一种性能更优越、无创检查技术。MRI 图像清晰度较 CT 更佳，可做冠、矢、轴层面检查且有多种成像参数可供分析，提高了病变的检出率，特别是对颅脑损伤中某些 CT 检查比较困难的病变，如等密度的硬膜下血肿、脑轻度的挫裂伤、小灶性出血、脑梗死的初期以及位于颅底、颅顶或后窝等处的薄层血肿，均有明显的优越性。但临床上 MRI 通常不用于急性颅脑创伤或创伤后脑功能不全程度患者的辅助诊断。对亚急性及慢性颅内血肿的诊断上优于 CT，并可用于颅脑损伤的合并症与后遗症的检查。而对于急性颅脑外伤患者首选的检查方法仍为 CT。颅脑外伤患者的 MRI 表现主要有以下特点。

（1）硬膜外血肿和硬膜下血肿：两者均为亚急性期最明显，T_2 加权呈明亮的强信号，十分清楚。两者可以从血肿的占位形态特征加以区别，硬膜外血肿为双凸形影像，常止于骨缝处；硬膜下血肿为新月形延伸范围较广。

（2）蛛网膜下腔出血：初期红细胞尚未破坏，其 T_1、T_2 值与正常脑组织相似，不易分辨，多无特殊表现。2～3 天之后红细胞开始溶解，去氧血红蛋白氧化为高铁血红蛋白，表现为短 T_1 长 T_2，故蛛网膜下腔呈高信号，有血凝块的地方更为明显，至慢性期高铁血红蛋白减少时，信号逐渐淡化。

（3）脑内血肿：急性期颅内血肿的 T_1、T_2 值与周围脑组织相近，不易识别。但血肿周围的水肿带可看出周界，T_2 加权可示血肿区信号稍低。亚急性期 T_1 加权成像可见点片状高信号时则十分明确。慢性期血肿的信号逐渐减低，但仍可看到血肿周围残留的含铁血黄素环。

4. 腰椎穿刺检查

此项检查也是比较常用的急诊室检查方法，但自从广泛应用 CT 检查以来，腰椎穿刺检查以及颅骨 X 线平片常被忽略。外伤性蛛网膜下腔出血在 CT 诊断上并不十分可靠，尤其是对老年患者及无脑池密度增高表现者更需慎重，仅靠纵裂池密度稍高做出蛛网膜下腔出血的诊断是不够确切的。然而如行腰穿检查时，可发现压力稍高，有均匀一致的血性 CSF 流出就可以明确诊断，并可以通过释放血性脑脊液进行治疗。此外，腰椎穿刺可以测定颅内压，同时行脑脊液化验，了解颅内有无感染情况，可经椎管注入抗生素治疗颅内感染。腰椎穿刺前一定要了解有无颅内压增高，否则有发生脑疝的危险。可以检查眼底，了解有无视乳头水肿及颅内高压征象。

二、稳定期的常用辅助检查

颅脑损伤患者急性期后的诊断仍以临床症状和体征为主，但辅助检查对于判断脑损伤病理形态，功能障碍程度和预后仍有一定参考作用。CT 和 MRI 对创伤后脑功能不全和脑形态学损害有较高的价值，而且具有迅速、方便、无创伤等优点，临床上广泛应用。除此外，脑血管造影、颅脑超声、放射性核素检查、脑电图、脑诱发电位、颅内压监护亦有应用。

（1）脑血管造影：较少应用于颅脑损伤的诊断。但对无 CT 设备的地区或有外伤性动脉瘤、动静脉瘘的患者，则属不可缺少的重要检查手段。正常情况下脑血管的影像，包括颈内动脉系统和椎动脉系统都有一定模式，如果血管的形态、位置、走向和粗细失去了固有的模式，则可根据其变化的特点推断出病变的部位、大小甚至性质。颅脑损伤行脑血管造影检查主要针对颅内血肿、外伤性动脉瘤、颅内动静脉瘘及其他合并症。

（2）颅脑超声检查：根据超声波在不同介质的组织中传播时所反射回来的波形特点，确定颅内各种结构的位置变化和有无异常波形的出现，以判断颅脑损伤的情况。通常分为 A 超及 B 超检查两种，临床上均已少用。

（3）放射性核素检查：使用核素脑显像剂注射到患者的血管或蛛网膜下腔，再用探测仪器检查放射性核素的聚集和消散过程，并摄成照片，然后进行分析做出诊断。PET 检查使得人们真正通过影像学技术直接观察脑功能状态成为可能。对急性颅脑损伤的应用较少，主要是针对亚急性或慢性阶段的损伤并发症及后遗症，如慢性硬膜下血肿，脑血管损伤引起的栓塞、动静脉瘘，脑脊液漏以及脑积水等。由于 PET 价格昂贵，操作时间性极强，目前多用于基础与临床研究，尚难以在临床上推广应用。

（4）其他：脑电图主要用于外伤性癫痫患者的检查与术前、术中癫痫灶的确定。诱发电位检查采用脉冲电流刺激患者的视、听或躯体神经，诱发大脑皮质发生电位变化并加以记录，再经过放大器和电子计算机处理以波形显示出来，以供分析研究神经系统病损的程度和部位。颅内压监护适用于格拉斯哥（GCS）8分以下的重型颅脑损伤，特别是年龄较大、伤情严重、曾有过低血压、缺氧及高碳酸血症的患者。做颅内压动态的连续观察，从而根据压力的变化判断病情、指导治疗和预测预后。

第五节　颅脑损伤的急救、急诊处理

颅脑损伤患者均属突然发病，尤其是重型颅脑损伤患者病情变化快而且严重。几乎所有患者都发生在工作和生活现场或在交通道路上，而且，绝大多数颅脑外伤患者均有不同程度的原发性昏迷，失去自我救助的能力。因此，进行有效地现场急救和及时合理地转运，这在平时和战时都是很重要的一步，对颅脑损伤患者的后续治疗和提高治疗效果具有十分重大的影响。颅脑损伤患者的院前急救包括两个方面，即现场抢救和转运。紧接着，急诊室的快速而正确的诊断，及时而有效的治疗，对提高疗效起着至关重要的作用。

一、颅脑损伤患者的现场抢救

颅脑损伤患者现场抢救的正确、及时、有效与否，对于抢救患者的成败起着至关重要的作用。现场急救的原则是：立即处理危及生命的病症，重点了解病情，系统而简要地检查全身情况，迅速脱离现场，转送医院进一步诊治和复苏。

1. 重型颅脑损伤应从受伤现场即开始急救工作

脑外伤后早期的呼吸、循环紊乱对患者的预后有直接影响，伤后曾出现缺氧、低血压的患者死亡、致残率较高，因此应特别注意 A（airway）、B（breathing）、C（circulation）的维持。

（1）有呼吸道阻塞的患者，应立即清除口、鼻分泌物及其他异物，置患者于侧卧位，置口咽通气管或气管内插管，必要时气管切开。

（2）若患者出现口唇发绀、呼吸骤停，在现场抢救或在急救车上只能采用最简单而有效的方法：口对口人工呼吸和胸外按压法、口对鼻人工呼吸法、口对通气管人工呼吸法、气管内插管人工呼吸法和气管内插管后接简易呼吸器进行人工呼吸。

（3）有出血性休克征象的患者，采取抗休克急救，对颅脑开放性损伤及身体其他部位的并发伤，首先应辨明出血部位并及时给予临时止血及包扎。对已暴露的脑开放创面出血可用吸收性明胶海绵贴附再以干纱布覆盖，包扎不宜过紧，以免加重脑组织损伤。同时迅速补液以维持正常血压。

急性颅脑损伤大量补液需严格掌握，以防加重继发性脑水肿。观察患者意识、呼吸、瞳孔、血压脉搏变化。有颅内压增高表现者可给予脱水、利尿剂，有早期脑疝征象者即迅速给予 20%甘露醇 250mL 静脉滴注及速尿 40mg 静脉推注，必要时可重复应用脱水和利尿药，并迅速转急诊室处理。

2．了解病情

在急救现场，重型颅脑损伤患者往往处于昏迷状态，急救人员只有通过在场人员对受伤的时间、致伤物与致伤方式、外力的大小与作用部位、受伤当时及伤后的处理经过及病情变化进行重点了解。应注意受伤后患者意识状态、有无伤口、出血情况、肢体是否活动、有无呕吐和抽搐等现象。根据致伤机制分析可能发生哪种损伤，损伤的部位与轻重程度，是否有对冲伤存在，以及是否合并身体其他部位损伤。做扼要记录。

3．检查头部及全身情况

系统而简要地检查全身情况，根据对伤情的了解，可以有目的、有重点进行查体。检查时动作迅速，不可因检查过久，耽误急救处置；也要仔细，发现重要的症状和体征。重点检查受伤部位、出血情况、瞳孔大小、对光反应、眼球位置、肢体功能以及生命体征等，并做扼要记录。

4．初步止血，包扎伤口

头部伤有活动性出血时，应立即采取加压包扎止血方法，用消毒急救包或其他清洁质软的布料压迫伤口，再用绷带缠扎；用手暂时压迫伤口也可止血。

如有脑组织膨出，应用 2～3 个急救包或棉圈围于伤口周围然后包扎，或在伤部周围垫上纱布，再用消毒的小容器，比如小碗或小方盒覆盖在膨出的脑组织上，然后用胶布或绷带包扎固定。

对合并肢体软组织创伤可用无菌绷带加压包扎，以便止血。尽量避免环扎式包扎，特别用力加压包扎后可能发生肌肉或神经干的缺血性坏死。有肢体大动脉损伤出血严重时，可用环束式包扎或橡胶止血带止血，但必须使用软物衬垫，并记录使用时间。上止血带持续时间一般不超过 5 小时。如果要继续使用，应每隔 4～5 小时松解止血带 1 次。

二、救护与转运

一般情况下，现场急救总是受环境及医疗设备限制并缺乏专业人员，在现场做必要的救护措施后，患者应迅速脱离现场，及时送入急诊室或者送入更先进的专科医院进行治疗。在转运途中，有效正确地进行医疗救护工作也是院前急救的重要任务。转送前必须有初步检查的记录及病史，同时在患者呼吸道已通畅、休克得到纠正的情况下，始可转送。途中应备有必要的抢救器材及药品。运输工具要求迅速平稳；保持侧卧位避免气道阻塞，搬动头颈部不可过度扭曲，动作尽量轻柔。

1．正确掌握转运患者的适应证和禁忌证

主要是考虑以下几个因素：①病情危重的程度，颅脑损伤患者病情相对稳定，呼吸、循环系统功能尚稳定，暂无发生脑疝的可能，颅内出血或创伤出血已控制者，有利于成功的转运；②转运路途远近，路途远近以及路面质量也是转运患者的重要条件；③运载工具的选择，需要考虑病情及患者当地实际情况。

2．重型颅脑损伤患者转运途中常用的急救器材和药物

（1）主要的急救器材：包括氧气囊 1～2 只，喉镜 1 具，气管内导管全套（各种型号），简易人工呼吸器 1 套，气管插管接头若干个，开口器 1 个，舌钳 1 把，口咽通气管 2～3 个，静脉切开包 1

个，电动吸引器（或脚踏式）1 台，吸痰管若干条，静脉输液器若干个，注射器（含心内注射针头），表式血压计 1 具，除颤器 1 台。

（2）主要的急救药品：包括盐酸山梗菜碱（洛贝林），可拉明，苯甲酸钠咖啡因，阿拉明，去甲肾上腺素，肾上腺素，异丙肾上腺素，多巴胺，硫酸阿托品，20%甘露醇，速尿，10%葡萄糖注射液，5%葡萄糖注射液，林格液，生理盐水，注射用水，5%碳酸氢钠溶液等。

3．颅脑损伤患者转运途中救治和护理措施

（1）尽量减少途中颠簸震动，常用的方法有：①选用防震功能良好的救护车；②如用普通客（货）车转运，车厢内要装上一定数量细沙，平铺在车厢板上，可以加重车厢内重量，有一定的防震功能；③担架上加厚被褥或铺设厚的海绵垫；④用绳索把担架悬吊在车内，两旁由护送人员扶稳，可减少震动。

（2）患者一般以平卧位转运。但更为安全的是侧卧位或侧俯卧位，可以借重力使口内分泌物易于流出，防止误吸，保持呼吸道通畅，对昏迷患者尤应采用。另外，置入口咽通气管或鼻咽导管、环甲膜穿刺或环甲膜切开、气管切开等，既是防止窒息发生的有效方法，也是发生窒息时紧急处理的常用方法。

（3）密切监护途中病情变化。转运途中要注意观察病情变化，监护病情主要包括：①意识状态，转运途中要严密观察患者意识变化，特别注意有无出现昏迷-清醒-再昏迷的现象；②生命体征的变化，重点监测患者脉搏、呼吸和血压，以便早期发现颅内压增高等病情变化；③瞳孔大小及对光反应的情况，一旦出现一侧瞳孔散大，对光反应消失，表明发生脑疝，要及时抢救，不可延误。同时应该注意，以上各项内容要定期观察，并填入专用表格，各项数据均应认真记录，这是随时分析判断病情的重要资料。

（4）转运途中会发生各种神经症状，需要及时正确处置。

躁动不安：意识障碍的患者当病情变化或病灶激惹时可发生躁动不安，常见的原因有：颅内压增高、颅内血肿、脑挫裂伤、休克早期和尿潴留等。处理：以简便方法检查，判断发生的原因，针对病因及时处理，可给予适量镇痛、镇静剂。常用的镇静剂有鲁米钠（100mg/次）、安定（10mg/次）、10%水合氯醛（10mL/次）、杜冷丁（50mg/次）等。在排除休克后，可酌情使用冬眠合剂。

颅内压增高：颅脑损伤患者可发生颅内压增高，严重者有剧烈头痛、频繁呕吐或有意识障碍等典型表现。这类患者在转运前应以脱水药物降低颅内压，待病情平稳后再送，途中输液不宜过快、过多。若途中出现躁动，脉搏洪大有力，心率减慢，呼吸变慢和血压升高，提示发生颅内压增高，可及时使用脱水剂。最常用药物是 20%甘露醇溶液和速尿等。

癫痫发作：颅脑损伤常常引起癫痫发作，轻者表现为局限性抽搐，重者可发生全身性抽搐，甚至窒息而死亡。因此，及时控制癫痫发作十分重要。静推 10mg 安定为首选措施。其他常用的药物有苯妥英钠（100mg/次）、鲁米钠（100mg/次）、安定（10mg/次）、氯硝基安定（1～4mg/次）等。

三、急诊处理

颅脑损伤是一种病情急迫、危重而又复杂的创伤。除颅脑损伤外，往往还有身体其他部位的合并性损伤及并发症、继发性损伤等。因此，急诊室的快速而正确的诊断，及时而有效的治疗，对提高疗效至关重要。

对诊断而言，要求迅捷认真，不可因检查过久耽误救治，亦不可因粗心而漏诊重要损伤。这就要求医生在短时间内重点、简明扼要地询问受伤时间、原因、暴力大小及着力部位、伤后表现、转运经过、伤后的处理以及既往疾病等病史，并且予以重点的查体和选择必要的辅助检查，迅速做出正确的诊断。

治疗上，尤其应该注意，对于休克、活动性出血、病情重危、生命体征紊乱者，应在询问病史的同时进行积极的抢救，如立即止血、输液、升血压、气管插管、辅助呼吸、吸氧及脱水降颅压治疗等。对有脑疝征象，生命体征改变明显者，情况危急来不及行进一步检查，可根据致伤机制及临床特点确定钻孔部位，快速钻颅探查，行手术清除血肿与损伤脑组织，必要时行内减压、外减压术，以挽救患者生命。对深昏迷患者，有大量痰液及误吸的呕吐物导致呼吸道阻塞者应立即行气管插管或气管切开彻底吸痰，呼吸衰竭者需呼吸机辅助呼吸。

1. 病史

询问病史应当尽量简捷，尽力获得客观、真实、全面的情况。颅脑损伤患者常有逆行性遗忘或者昏迷，所以询问对象主要是现场目击者、护送者，或是清醒患者本人。询问内容包括受伤原因、时间、病情表现和处理经过。尤其是对暴力的性质、大小、方向、着力点、次数和头颅是在静止还是运动情况下受伤，对伤后意识的改变：有无昏迷及昏迷的程度、持续时间，是否出现中间意识好转期和清醒的程度；对伤后表现：有无头疼、呕吐、抽搐、瘫痪，是否加重，有无瞳孔异常和耳、鼻出血、溢液；以及现场抢救以及转运过程和处理情况。此外，简要询问家属和患者既往有无癫痫病史、各种血液病的出血倾向史以及其他脏器的严重疾病史。

2. 查体

在仔细询问病史基础上进行全面而有重点地全身及神经系统查体。应首先重视生命体征的检查、意识及瞳孔的改变，对伤情有一个大体掌握，危重者紧急抢救，在患者脱离生命危险时再进一步全面查体。

（1）生命体征检查：包括体温、血压、脉搏、呼吸，简便易行，但在急诊室诊断及判断病情轻重以及可能合并其他的损伤上至关重要。颅内压增高多表现为血压升高及呼吸和脉搏减慢；而出血性休克表现为脉搏细弱而快，面色及口唇苍白，血压下降等，往往是伴有颅脑以外过多失血。

（2）神经系统检查：重点是患者的意识状态、对外界的反应、四肢运动情况及眼部征象。意识状态目前多采用格拉斯哥昏迷记分法（Glasgow coma scale，GCS）表示，记分越低表明意识障碍越严重，则伤情越严重。定时复查并记录 GCS，对于观察病情改变有重大意义。意识障碍从轻到重可分为嗜睡、朦胧、浅昏迷、昏迷和深昏迷。

眼部征象：除眼球的运动和位置之外，应重点检查瞳孔的大小、形态、光反应灵敏度，并对双侧瞳孔进行比较，以及观察眼底改变。眼部征象可以反映脑损害的部位、病情的轻重以及估计预后。当双眼球向一侧斜视时，表明早期为同侧额叶损害，较重。而晚期则双眼球转向病变之对侧斜视。小脑半球损伤时可出现双眼球水平性震颤。当双眼球处于外展位（分离）或内收位（对眼）时表示有脑干损伤。当双眼球处于中位不时地有不自主的水平相游动时，表示脑干有中等程度损害；而处于中位不动时表示病情严重，预后不良。

肌力和肌张力：肌力大小以 0～5 级表示。0 级：刺激时肢体不动，完全瘫痪。1 级：刺激时肢体不动，但可见肌肉抽动。2 级：刺激时肢体肌肉可收缩，但不能对抗重力。3 级：肢体可轻度抬离床面及抗重力。4 级：肢体可自由反复抬起，有较大抗重力的能力，但较正常稍差。5 级：肌力正常，肢体活动自如。肌张力的检查主要是反复被动屈伸活动患者的双侧肘关节及膝关节，对比其双侧肌张力是否对称、降低抑或增高。上运动神经元损伤表现为痉挛性瘫痪，下运动神经元损伤（脊髓前角细胞以下）表现为弛缓性瘫痪。去大脑强直的患者可呈持续或阵发性四肢挺直、肌张力极高的表现，而临终患者可呈四肢肌张力降低而处于瘫软松弛状态。面瘫及肢体单瘫多为大脑皮质运动域的损伤；偏瘫常属大脑半球较广泛的损伤；"三偏"（偏盲、偏瘫、偏身感觉障碍）为内囊损伤的表现；交叉性瘫痪（同侧脑神经麻痹及对侧偏瘫）则系脑干损伤特征。此外，小脑损伤可有患侧共济失调、肌张力低、反射减弱及 Romberg 征（睁眼并足难立试验）阳性。但对昏迷的患者，只有通过肌张力低、腱反射减弱和眼震来分析有无小脑损伤。

反射：对急诊患者通常只做主要的生理及病理反射检查，最常做的病理反射检查为 Babinski 征、Chaddock 征及 Hoffmann 征，阳性表示大脑皮质运动区及锥体束有损害。一侧浅反射的减弱或消失常暗示对侧大脑半球的损伤；一侧运动皮质或锥体束的损伤，易出现对侧痉挛性偏瘫，故不仅有腱反射亢进，且常有肌阵挛表现，病理反射亦多为阳性。

（3）头面部及全身检查：头颅、颜面、五官及颅颈部的检查，应注意头部着力点损伤情况，如局部肿胀、发绀、皮下淤血并伴压痛等。双眼睑周围发绀肿胀或伴有眼结合膜下出血，常表示有颅前窝底骨折或脑脊液漏发生，耳后乳突部位青紫皮下淤血伴有外耳道流血（或血性液体）可能有颅中窝底骨折伴脑脊液耳漏。钝挫伤引起的脑损伤，往往较哆开骨折为重。注意咬合是否紊乱，常能提示上下颌骨骨折；颈部有无骨折、畸形或脱位；如有开放性颅脑损伤。尚需注意部位、有无异物或骨折片嵌入，是否有脑组织或脑脊液溢出等。

值得注意的是，颅脑损伤多为道路交通事故引起，复合伤占 20％左右，神经外科医生切不可只顾颅脑损伤而忽略了其他严重复合伤，最常见的是四肢骨折及其引起的变形，其次是胸、腹部损伤，如多发性肋骨骨折引起的胸部反常呼吸，血气胸导致的呼吸困难，肝、脾、肾等脏器损伤引起的腹部膨隆，腹膜刺激征及失血性休克等。此时，临床医生应该分清病情之轻重缓急，优先处理最危及生命的损伤。若颅脑损伤也较重，则可同台手术。

3. 辅助检查

在询问病史与查体基础上做出初步临床诊断，由此有选择地利用辅助检查手段。但需强调不能一味地追求辅助检查而耽误治疗。如急性硬膜外血肿已发生颞叶钩回疝甚至已进入晚期阶段，可以立即快速输入大量脱水剂降颅压的同时立即行气管插管、备皮，争取时间在局麻下行钻孔探查术，发现血肿后做开颅清除，术后为防止病变遗漏再行 CT 检查，这样可能挽救此类危重患者的生命。

颅脑损伤常用辅助检查：头颅 X 线平片、CT、MRI、脑电图、诱发电位、经颅多普勒、数字减影脑血管造影（DSA）及腰椎穿刺检查等。在急诊室由于病情急或严重，目前最常用的是 CT 检查，其次是头颅 X 线平片检查，有时仍需行腰椎穿刺检查。

4. 患者的分类处理

根据伤情和就诊时的情况，可按伤情分为以下四种情况分别处理。

（1）轻型：留急诊室观察 24 小时；观察意识、瞳孔、生命体征及神经系统体征变化；颅骨 X 线摄片，必要时做头颅 CT 检查；对症处理；向家属交代有迟发性颅内血肿的可能。

（2）中型：意识清楚者留急诊室或住院观察 48～72 小时，有意识障碍者需住院；观察意识、瞳孔、生命体征及神经系统体征变化；颅骨 X 线摄片，头部 CT 检查；对症处理；有病情变化时，头部 CT 复查，做好随时手术的准备工作。

（3）重型：需住院或在重症监护室；观察意识、瞳孔、生命体征及神经系统体征变化；选用头部 CT 监测或脑诱发电位监测；积极处理高热、躁动、癫痫等，有颅内压增高表现者，给予脱水等治疗，维持良好的周围循环和脑灌注压；注重昏迷的护理和治疗，首先保证呼吸道通畅；有手术指征者尽早手术，已有脑疝时，先予以 20％甘露醇 250mL 及速尿 40mg 静脉推注，立即手术。

（4）危重型：指伤情极重的闭合性头伤，GCS 在 3～5 分。持续昏迷或曾清醒再昏迷，颅内压增高，一侧瞳孔散大或对侧也开始扩大，生命体征改变明显，情况危急来不及做进一步检查，应根据受伤机制和临床特点定位，直接钻孔探查，行开颅手术抢救；若属脑干原发损伤、去脑强直，瞳孔时大时小、高热、生命体征紊乱，但无颅内高压时，则应行气管插管或切开、冬眠降温、过度换气、脱水、激素及颅压监护等非手术处理。

5. 急诊室的急救

急诊室医生在快速、简要了解病情，查体，有初步印象后，优先处理最危及生命的损伤。同时，既要重视神经系统的临床表现，也要同时重视其他复合伤的临床表现。对致命性的其他损伤应首先处理，并同时处理颅脑伤。

（1）心肺复苏：由于救护器材及专业人员受限，多数情况下患者得不到有效的现场抢救，患者到达急诊室时处于临危阶段。此时首当其冲的急救措施就是心肺复苏。在做人工呼吸的同时，进行气管插管或切开，吸出呼吸道内的分泌物及误吸物。自主呼吸欠佳时需接呼吸机或气囊呼吸器辅助呼吸并吸入氧气，与此同时进行静脉输入代血浆等扩容液体并配血，准备随后输入全血，如血压仍低可暂时输入多巴胺甚至去甲肾上腺素，使血压升高至接近正常水平，待扩容液体及全血快速输入足量后，血压维持较稳定时再逐渐停用多巴胺等升压药物。

（2）控制活动性出血：当患者来急诊室时发生伤口活动性出血伴有休克时，就应首先立即用血管钳夹闭活动性出血的动脉或静脉，同时快速静脉输入代血浆等，随后输入全血以纠正休克。对开放性颅脑损伤，如脑组织外露，伴有血管撕断出血较快时，可用血管钳夹闭或结扎。在基本止血后，均需用消毒敷料覆盖伤口再稍加压包扎。

（3）血气胸、血腹的紧急处理：当患者因多发性肋骨骨折致血气胸并发生严重呼吸困难时，胸壁可见有反常呼吸运动，胸部叩诊其一侧为鼓音或空瓦音或实音，听诊呼吸音消失，有血胸时听诊检查亦可有呼吸音减弱或消失而叩诊则为浊音，则判断可能为气胸或血气胸，应尽快做胸腔闭式引流术。当腹部同时遭到暴力损伤时，尤其是肝、脾、肾区的损伤，常致内脏破裂发生内出血性休克，应立即做 B 超检查或腹腔穿刺，发现血腹时应行紧急处理并与此同时积极抗休克。

（4）紧急开颅放血或清除颅内血肿，降低颅内高压。有些患者在到达急诊室时已发生脑疝，颅内压严重增高濒临垂危状态，因此必须在患者到达急诊室时，立即予以快速静脉输入 20％甘露醇 200～400mL 及速尿 20～40mg。在快速给予上述脱水降颅压措施的同时，快速做剃发备皮等术前准备，就地在急诊室内做钻颅放血或开颅清除血肿以挽救患者的生命。

6．神经外科手术

在神经外科急诊室通常做的手术有头皮及其他部位的皮肤裂伤缝合术，腰椎穿刺术，头皮下血肿抽吸术，钻颅脑室外引流术，钻颅放血或减压术及开颅血肿清除术。

（1）头皮及其他部位皮肤裂伤清创缝合术：在急诊室一般仅做较轻的头皮裂伤等缝合术，严重裂伤仅做止血，保护好伤口后，收住院在手术室内进行手术处理为宜。

（2）腰椎穿刺术：为急诊室经常做的一种手术检查，穿刺前应向患者或家属讲清楚其目的和必要性，以及可能发生的危害性，如诱发脑疝及引起颅内感染等，使其能充分理解与配合。把握好适应证及禁忌证。适应证如下：①轻、中型颅脑损伤后有头痛头晕、呕吐或伴轻度恶心的症状，但无明显神经系统的定位体征；②头痛、呕吐有加重趋势，但 CT 检查无明显颅内血肿、严重脑挫裂伤或脑水肿，无中线结构移位及占位效应。禁忌证为：①病情较重不能合作，频繁呕吐，估计颅压较高者；②已发生脑疝的患者；③有或疑有脊柱骨折者；④穿刺部位有较重的损伤，如局部严重挫伤肿胀或皮下血肿及有感染病灶者；⑤有明显或严重的 CSF 漏者。

（3）头皮下血肿穿刺抽吸术：在急诊室最常见的是帽状腱膜下血肿，可发生于头部的任何部位。检查时局部隆起触诊有明显波动感，范围较小者可自行吸收，但如较大甚至波及全部或大部分的头皮下，可导致贫血需行穿刺抽血治疗，有时需行多次抽吸方可治愈，儿童较为多见。对较严重的头皮下血肿在穿刺前应做血常规及出、凝血时间，血小板检查，如贫血严重尚需适当输血，如有凝血机制障碍需针对病因进行治疗。实际操作过程中无菌技术必须十分严格；吸净头皮下血肿后，将酒精棉球放于穿刺孔处用橡皮膏贴紧固定，再用消毒纱布数块放于头皮上用橡皮膏固定，最后用绷带反复加压包扎，后用长橡皮膏十字贴紧固定。2～3 天后检查，如仍有头皮下血肿，可再行同法穿刺抽血加压包扎。

（4）钻孔探查术：在紧急情况下进行，其目的是探查有否较大的颅内血肿而做暂时放血减压、争取时间做血肿清除术，以挽救患者生命。在患者来急诊室后已发生脑疝、生命体征严重紊乱甚至呼吸快要停止，已来不及或不能耐受任何辅助检查、搬动或延误时间，此时一方面要立即静脉快速大量输入脱水剂降颅压，同时迅速钻孔探查。钻孔在瞳孔首先扩大的一侧开始，或根据神经系统体征、头皮伤痕、颅骨骨折的部位来选择；多数钻孔探查需在两侧多处进行。通常先在颞前部（翼点）钻孔，如未发现血肿或怀疑其他部位还有血肿，则依次在额顶部、眉弓上方、颞后部以及枕下部分别钻孔。注意钻孔处有无骨折，如钻透颅骨后即见血凝块，为硬脑膜外血肿；如未见血肿则稍扩大骨孔，以便切开硬脑膜寻找硬脑膜下血肿，做脑穿刺或脑室穿刺，寻找脑内或脑室内血肿。发现血肿后即做较大的骨瓣或扩大骨孔以便清除血肿和止血；在大多数情况下，需敞开硬脑膜并去骨瓣减压，以减轻术后脑水肿引起的颅内压增高。

（5）去骨瓣减压术：用于重度脑挫裂伤合并脑水肿有手术指征时，做大骨瓣开颅术，敞开硬膜并去骨瓣减压，同时还可清除挫裂糜烂及血液循环不良的脑组织，作为内减压术。对于病情较重的广泛性脑挫裂伤或晚期已有严重脑水肿存在者，可考虑行两侧去骨瓣减压术。

（6）开颅血肿清除或减压术：如患者来时已做完 CT 发现巨大颅内血肿，但病情已至临危阶段不允许再延误时间，可在急诊室手术间立即行气管插管，剃头备皮，消毒皮肤铺无菌巾局麻，如血肿位于颞部可行直线切口分开肌肉，用乳突牵开器暴露颅骨后钻孔，发现血肿后为节省时间用咬骨钳扩大骨窗，吸除血肿并彻底止血，腔内放引流管接无菌瓶引流。缝合伤口后包扎，如血肿位于其他部位可做去骨瓣开颅清除血肿，如血肿清除后脑组织膨胀较明显时，可去除骨瓣行减压术。

其他尚有脑室引流术、钻孔引流术等。

有时其他专科的紧急手术也要立即实施，这就要求神经外科医生应具备各方面的基本知识，掌握其基本操作技术及原则，并及时请有关专科医生会诊。

第三章 颅脑损伤的手术治疗

第一节 颅脑损伤施行开颅术的一般原则和技术

从手术的角度来看，切除颅内肿瘤的技术条件要求是要高一些的。可是，颅内肿瘤的病变范围通常都比较局限，多数病例的病程经过缓慢，有比较充裕的时间可以进行细致全面的检查，尚可借助某种特殊检查肯定诊断，手术也常能按照预定的计划进行。而急性颅脑损伤时则不同，尤其是在病情危急的情况下，有时不但连详细的神经系统检查来不及进行，甚至病史也不清楚，当然更谈不上进行什么特殊检查了，所以对颅内的具体情况自然难以估计，使不少手术都带有一定的探查性，手术中遇到的困难，也就并不一定少于切除一个肿瘤。因此，为了能够更好地取得手术的疗效，避免因手术不当而增加的损害，只要病情允许，对于伤者均当在入院时立即完成必要的检查，努力明确诊断，创造一切利于手术的条件，严格掌握手术指征。在术中，既要坚持基本操作原则，又要机动灵活，以严肃、认真的态度，完成每一个操作细节，克服一切困难，切忌草率从事；在术后，还要善于察觉和抓住常见并发症的发生及其发展规律性，而且要能够及时提出一套行之有效的措施。

一、手术前准备、麻醉及手术体位

（一）术前准备要点

手术前，必须对伤情有正确的判断，经过头颅 CT 检查区分病变为原发性还是继发性的病变，最后决定患者需要观察治疗还是需要手术治疗。当需要手术时，术前病变定位和定性应尽可能地准确，以便设计出最能显露病变，又能对正常组织特别是对重要脑功能区损害最小的切口和入路；选择安全的麻醉与舒适的体位；确定备血量；估计术中和术后可能遇到的手术风险，并对预后做初步判断，尽可能向家属说明，争取充分的合作。对于意识清醒的患者，医护人员应以亲切的态度消除患者精神的不安和恐惧心理，以取得患者的信任与合作。

术前必须对患者全身情况有足够的了解，可能时尽可能了解包括发育和营养，以及心、肺、肾等功能状况，有无出血倾向和药物过敏史。此外，尚需按病情选择相关检查，如 X 线平片、超声波、心电图及凝血功能试验，血红蛋白、钾、钠、氯和酸碱测定等并排除其他器官的受伤可能。如休克原因需用手术解决（如头皮裂伤、静脉窦损伤和腹部脏器的出血），则纠正休克与手术可同时进行，以免耽误手术抢救。预计输血量较大者，开始手术前，应做深静脉穿刺或静脉切开，必要时安置中心静脉压测压装置。

头部术前用肥皂水洗头和剃头，用乙醇或新洁尔灭清擦头皮，前额部手术者应注意剃眉。枕部手术备皮包括颈后及上肩部。为预防手术感染，最好术前 30 分钟就开始静脉滴注抗生素，使手术时血液中有一定的药物浓度。其适应证为：①新生儿手术（易导致肺部并发症）。②感染区，接近感染区的手术或有可能严重污染的外伤。③体弱或估计手术时间较长者。④再次手术者。

颅内压增高的伤者，术前运用脱水剂甘露醇以降低颅内压增高，避免产生脑疝或缓解脑疝。术前宜留置导尿管，以避免术中应用甘露醇降压所出现的尿潴留。对有明显的颅内压增高脑室扩大者，可考虑术中同时安置脑室外引流，并且手术后持续引流以降低颅内压。

（二）麻醉

1. 颅脑外伤麻醉的特点

所有颅内压增高的患者皆表现有意识、循环及呼吸的变化。此外，由于手术体位的特殊性（如坐位、俯卧位）增加呼吸与循环管理的困难，加之手术时间较长，如为开放性颅脑损伤可能存在血容量低，容易造成术中因失血而休克，因此麻醉医生应针对某一手术的要求做出适当的选择性处理。

2. 对麻醉的要求

①保持伤员呼吸道的通畅与有效的呼吸通气量，当出现呼吸障碍时，应立即进行辅助呼吸或人工呼吸。②保持循环系统的稳定。③降低颅内压力，以利于手术操作。④避免发生严重的并发症，尤其是脑水肿。

3. 麻醉的选择

伤者如烦躁不合作时，常用基础麻醉与其他麻醉相配合，如基础麻醉结合全身麻醉较为常用。此外，麻醉的选择尚应根据患者的年龄、发育、神经外科疾病的特点及手术范围与要求等考虑。

（1）基础麻醉：此种麻醉的目的主要是针对伤者的不合作或意识清楚时对手术的恐惧，有利手术操作的安全进行。基础麻醉药的用量应以不抑制呼吸为限，否则，必然会发生药物逾量中毒，导致呼吸和循环的抑制。

常用的基础麻醉药物有 γ-羟基丁酸钠、硫喷妥钠和氯胺酮等。

（2）全身麻醉：以吸入麻醉和静脉复合麻醉最常用。

（3）吸入麻醉：以乙醚、氟烷、甲氧氟烷、安氟醚和氧化亚氮（笑气）应用为多。诱导时可用多种方法。通常先用基础麻醉，待患者安静或入睡后再给予吸入麻醉药物。麻醉深浅可根据瞳孔大小和咀嚼肌张力判断。脑的深在部位及颅后窝手术，其手术时间较长，可在全身麻醉后，给予肌肉松弛药，进行气管内插管。插管动作要轻柔，以免损伤喉头，引起水肿和梗阻。

（4）静脉麻醉和静脉复合麻醉：常用药物有氯胺酮、γ-羟基丁酸钠、硫喷妥钠和神经安定镇痛药。氯胺酮的优点在于良好的镇痛效果和对循环系统的有利作用，其缺点是可使颅内压、眼内压和静脉压升高，故对颅内压增高、青光眼或心力衰竭者禁用。

（三）手术体位的选择

体位的选择，无论是仰卧位、侧卧位或者俯卧位，原则上首先要考虑到生命安全和便于进行操作，其次是不影响病变的显露。如循环情况允许，头部可稍高，以利于静脉回流及减少手术出血。为了便于手术的精细操作要求，采用神经外科手术头架固定较为合适。常用的手术体位有以下几种。

1. 仰卧位

适用于额部、颅前窝及额颞部等部位的手术。必要时用手术头架固定，更有利于特定部位的操作。

2. 侧卧位

适用于经颞部入路的手术。采用常规手术时，一般可用头托，将头部垫起，使头、颈及躯干上部保持直线。

3．俯卧位

适用于枕部、颅后窝及上颈段椎管等手术。

4．坐位

适用于颅后窝及经颅后窝的手术，它有利于手术区血性物或脑脊液的引流，应用头架固定可更为有效地满足这一要求，便于麻醉师观察面部，但此体位在术中大出血时易发生休克，较大的静脉出血时可能发生气体栓塞；低颅压状态下易发生气颅或张力性气颅与颅内继发性出血的并发症。因而应严格防止静脉窦损伤或大静脉出血，过分脑脊液流失及手术操作时间很长。外伤手术时坐位用得较少。

二、开颅方法

（一）手术野准备及切开头皮的方法

颅骨钻孔法、骨窗开颅法和皮骨瓣成形开颅法，是 3 种基本的开颅方法。切开头皮和颅骨钻孔是基本操作步骤，下面先叙述这 2 个步骤，随后再叙述 3 种开颅方法。

首先用肥皂水擦去头皮上的油腻。继之用记号笔标出上矢状窦或横窦的位置，再标出预计切口和探查点的部位和形状。用 3%聚维酮碘（碘伏）做头皮消毒。如施行探查性手术，最好做全部头皮消毒。

选择适当的位置，用局部麻醉剂或生理盐水（在全身麻醉下手术时），作几点皮内浸润，用缝线把无菌手术巾固定在这几点上。而且还可以有意识地用其中几点来再次标明上矢状窦、横窦或外耳孔的位置，或用黑丝线在无菌巾上做出标志亦可，其用意是以免扩大显露范围或改变手术计划时迷失方位。对于施行探查性的手术，铺巾时需要显露出较广的范围，要有先后在小脑幕上、下，或左右两侧都便于进行手术的准备。下一步是切开头皮。无论在什么麻醉下进行手术，可用局部麻醉剂或生理盐水浸润预计切口的周围，至头皮隆起为止。目的是减少头皮出血，利于剥离头皮。如遇污染严重的伤口，则当在距离伤口较远的地方作浸润。切开头皮时，用手指垫以纱布紧压切口两侧，并向两侧牵拉。切开帽状腱膜后，即用止血钳或头皮夹止血，借其张力和止血钳的重力压迫止血，一直保持到术终缝合头皮时再将其取去。

（二）常用开颅术式

目前常用的开颅术有 3 种基本术式：颅骨钻孔术、骨窗开颅术及皮骨瓣成形开颅术。

1．颅骨钻孔术

这是一种最简单的开颅方法，通过骨孔直接诊断和处理颅内病变，术后遗留骨缺损不大，且为再次手术提供便利条件。常用于诊断不明时，在病变可疑部位钻孔以探查颅内情况。但要注意，在开始钻孔探查时，头皮切口不宜过长，以恰能钻孔为度。切开头皮后即放上自持牵开器，张开后头皮出血即被制止，不必上止血钳或头皮夹，这样可以节省很多时间。钻孔前，先切开颅骨骨膜，用骨膜剥离器或用纱布向切口两侧剥离。用手摇钻、气钻、电钻或颅骨环锯钻钻孔均可。这几种骨钻中以手摇钻采用较广，用起来也较顺手。钻孔时，必须使钩轴与钻孔处的切点垂直，以免滑脱，用力不可过猛，以免钻头刺入脑内。钻孔时无需浇水散热。

2．骨窗开颅术

这是急性颅脑损伤时常用的开颅方法，它常常是颅骨钻孔术的扩大和继续。骨窗开颅术咬除部分颅骨形成一个骨窗，借颞部肌肉保护脑部，以达到降低颅内压的目的，术后遗留骨缺损，多用于颅后窝及颞肌下减压或直接处理颅内局限性病变。操作方法是在不同形状的切口下，颅骨钻孔，再将骨孔用咬骨钳扩大。由于广泛切除颅骨后，不仅可以引起颅骨缺损综合征，有碍美观，显露范围也较有限，且有时不便于颅内止血，所以此法仅宜用于颞肌和枕肌之下。因为这些部位有坚强的肌层作庇护，以后较少产生颅骨缺损综合征。但是，在施行探查性手术时，往往也难免在其他部位切除大片颅骨。遇到这种情况，以后则应考虑修补颅骨缺损的问题。

3. 皮骨瓣成形开颅术

这是小脑幕上病变部位已经肯定或经钻孔探查证明病变存在时的常用开颅方法，而不适于颅后窝。天幕上病变开颅多作马蹄形皮瓣，颅骨钻孔后用线锯或其他颅骨剪将颅骨锯成为带有肌蒂骨瓣，向颅底侧翻转，手术结束后仍缝回原位，术后不遗留骨缺损。此法又可分为 2 种术式。设计皮瓣时，要使基底部朝向颅底，基部的宽度最好不要小于 5cm。皮瓣要包括帽状腱膜以上各层，所做的皮瓣常呈马蹄形。整个弧线一般分成 3～4 段切开，每段的长短，以便于助手手指紧密排列起来压迫头皮所及的范围为准。开始时，切口的深度以刚好深达帽状腱膜为度，而暂不切开肌层及骨膜。每切开一段即用止血钳或头皮夹夹住两侧帽状腱膜的切缘，并随即分别翻向切口两侧。如此逐段进行，完成切口。用手术刀或纱布卷将皮瓣剥离开来。

为了减少失血，如切口经过颞部，切开头皮时可用拇指紧压颞浅动脉，或先将它结扎后切断；或在皮瓣基部两侧各做一个切口，插入肠钳夹住基部后再继续完成切口。做骨成形瓣时，必须使其基部与颞肌保持联系，而且要把基部安置在颅骨易于折断而又不致损伤静脉窦或鼻旁窦的部位。形成一个中等大小的骨成形瓣，通常要钻 4～5 个骨孔，要使它们之间的距离大致相等。钻孔时，最好在其他各孔钻好之后，再去钻那些易于发生出血的地方（如矢状窦旁和颞前区），以免万一发生猛烈出血时，不能马上翻开骨瓣去止血。同理，未钻孔之前，不要一开始就先去把那里的肌层也切开，因为这样可以避免在钻孔以前一段时间增多出血。同时还要使骨瓣基的 2 个骨孔相距越近越好，否则不便将来折断。

锯开骨板时，先用剥离子试探内板与硬脑膜之间有无粘连，继而用挂上线锯的导板从一孔插入，在硬脑膜外腔由相邻的另一孔引出，如此将各孔之间的连线一一锯开，并使锯缘成为由内下方斜向外上方的斜面，以免术毕放回骨瓣时有骨瓣陷入颅腔。最后用骨撬掀起骨瓣，再用手折断其基部。

翻转骨瓣后，尚需咬齐两侧的骨折缘。尽量将颞肌向骨瓣上缘剥离，但又不要使骨瓣脱落下来。这一步骤是为了减少骨瓣出血，对术毕放回骨瓣者有助于防止在硬脑膜外腔形成血肿。如骨瓣出血仍然难止，可用肠钳或纱布条暂时夹住或扎紧其肌蒂，而不要轻易取下骨瓣。

根据上述基本原则，可以在不同部位，在形状大小不等的皮瓣下，做成并不一定都与皮瓣一致的骨瓣。例如，暴露额部病变时，可使皮瓣翻向额颞侧，颞部时翻向颞侧，枕部时翻向颞枕侧或枕后，而它们的骨瓣基部均可向颞侧折断。由于骨瓣的基部在颞侧，这样既便于必要时施行颞肌下减压术，同时也利于手术切口愈合。

为了缩短手术时间，近年在开颅手术器械和技术方面又有改进，根据过去 de Martel 设计的颅骨电钻和牙钻的构造原理，制成了可以控制钻孔深度的电钻和骨板切开器，由于钻孔迅速和省去导引线锯的时间，一般可在较短时间内切下一个骨瓣。但因切开的骨缝较宽，且不便切成前述的斜面，故在需要放回骨瓣时，则需像施行颅骨缺损修补那样固定骨瓣。

三、降低颅内压与硬脑膜切开法

打开颅腔以后，如见硬脑膜紧张、脑无搏动等颅内压很高的征象，而又需要切开硬脑膜时，则以首先降低颅内压为妥。这一步骤的目的是：①减轻脑水肿和减少出血。②防止和避免在切开硬脑膜时脑组织骤然膨出而损伤脑组织和血管。③便于颅内操作进行。如术前未应用脱水药物，此时则需应用。必要时，还要考虑采用过度换气法、低温麻醉法和控制性低血压麻醉法等来降低颅内压。直接降低颅内压的方法——腰椎穿刺一般不适用于闭合性颅脑损伤病例。侧脑室穿刺法对颅后窝开颅术时可能有利，而对小脑幕上开颅时常无效，因其侧脑室经常已较正常为小或有移位，不易穿中，纵使穿刺成功也起不了什么明显的作用，并且还有因多次试穿而加重脑损伤的可能，所以小脑幕上手术时常不采用此法。

如果用尽这些方法颅内压仍不降低，则应当考虑：①定位诊断错误。②脑深部有无巨大的占位病变存在。③病程是否已经到晚期。当然，如果发现硬脑膜下积血很多或有大量积液，或术前已经通过某种特殊性检查诊断为脑实质内巨大血肿等情况下，自然就可以直接切开硬脑膜。

在颅内压未能降低而又非切开硬脑膜不可的情况下，这时多半不适于采用一般的硬脑膜切开法，只好用刀尖先切一小口，再按需要逐步延长。切开时应以小棉片保护脑皮质。至于切开多少，切成哪种形状，则按手术的目的和需要来决定。原则上，既要有利于手术进行，又要避免因为切开过广而增加脑组织的损伤。

四、脑部手术操作中的注意事项

在尚未谈到颅内各种病变的手术方法以前，首先要把手术操作中遇到的一些共同性的问题集中说明一下。在切开硬脑膜以后，我们将会遇到 2 类病变，一类存在于脑的外部，如硬脑膜下的血肿、积液、积脓等，这类病变容易识别，一般也易于彻底清除；另一类存在于脑的本身，如脑挫伤、脑裂伤、脑水肿、脑内血肿、脑脓肿等。其中，有的易于识别（如脑挫、裂伤及浅在的脑内血肿等），有的不易发现（如脑深部血肿、脑室内血肿等），有的易于彻底清除（如浅在的脑内血肿），有的不可用手术方法直接消除（如脑水肿），有的较难彻底清除（如脑深部血肿），有的需要首先做脑深部试探性穿刺才能证实其存在，有的需要切开正常皮质后方可达到手术的目的（如脑深部血肿和脑室内血肿，治疗脑脓肿和取除脑内异物时亦需如此）。总体来看，无论是哪一类病变，无论它的位置何在，无论采取哪一种手术方法，从手术操作角度来讲，我们必须努力满足一个共同的要求：要在对脑的手术性损害最小的前提下，顺利而又安全地达到手术的目的，不仅要考虑到手术进行的当时，同时更要考虑到手术以后可能产生的问题。为此，在脑部操作过程中，要特别注意下面一些环节。

（1）自显露出硬脑膜到关闭切口时为止，始终要保持手术野有一定的湿润度。这对脑组织尤其重要，因为若将脑组织长期暴露在干燥空气中，可以损害软脑膜、神经细胞和血管，之后可导致脑膜粘连、脑水肿、脑缺血性改变，乃至组织坏死。避免干燥的方法是经常用湿润的棉片保护，按时用林格溶液或生理盐水冲洗。

（2）在清除皮质以外的病变（如硬脑膜下血肿等）时，要选用钝性器械，以免误伤皮质。使用吸引器时更要留意，不可把管头垂直对着正常的，或者看来虽属异常（如脑挫伤）但不准备切除的皮质上吸引。

（3）对于与皮质粘连牢固的血肿或其他病变的包膜，不要强求全部剥离，否则必将损伤皮质。对大血管破裂部位的已经凝固了的血块，宁可留下一小块也不要彻底剥离清除，以免引起再次出血。

（4）穿刺探查脑深部病变时，如果可疑部位的皮质表面是正常的，要把穿刺点选在脑回的顶峰上，而不要在脑沟中去穿刺，否则可能损伤血管。同时还要注意到局部皮质的功能。如果病变在某一重要中枢之下，则要避免在这里直接穿刺，而可选择脑的次要部位，绕道间接穿刺。插入脑针时动作要轻柔，要一边转动，一边前进，而不可简单地一针插进，否则易损伤深部的血管。如果临时要改变方向，则必须把脑针全部拔出来，再重新穿刺，千万不可在脑内任意变更方向，否则必然会把大块的脑组织损坏。如果本来已有明显的脑裂伤，则可尽量利用这种地方做穿刺。

（5）在需要切开皮质显露深部病变时，首先必对局部的脑功能和所需切口的大小有所估计。过大的切口当然是错误的，但过小的切口也并不一定正确。因为如果硬要把一个小切口用力拉开来，最后它会变得比本来应该切得大一点的切口更大，并且在牵拉过程中造成的损伤更严重，乃至最后还要切除一些本来可以保留的正常脑组织。切开皮质前，需要用电凝法处理局部的蛛网膜、软脑膜和血管，然后用手术刀切开。或者用适当的弯针，选择没有血管的 2 个点，按需要的深度和宽度，穿入 2 条细丝线，再从另一端的无血管区穿出，使这 2 条丝线之间固有一定的间隔，将丝线轻轻地结扎后便切开了皮质，同时也结扎了其间的血管。随后用脑压板牵开切口，同时用适当的器械或在吸引的帮助下，再继续切开下面的皮质，至暴露出病变为止。在此过程中，经常都要用湿棉片保护切口的四周。如需用力牵拉，则应把主要力量施于脑功能较次要的一侧，并随时注意保护重要血管。可以让开的血管就要设法让开。在完成病变清除步骤以后，如果发现由于牵拉而损伤了的脑组织，最后要把那些碎烂部分吸除。对于别的部位原来已经碎烂了的脑组织（如穿透伤的创道沿线及严重脑裂伤时），同样均需吸除。但对那些特别重要的脑部，则不可一视同仁地彻底吸除。

（6）病变清除以后，需要来一次全面清理，检查有无遗漏的出血点。如果脑内遗留下巨大的空腔，或者脑有明显塌陷现象，则应以林格溶液或生理盐水填充之后方可关闭切口。此一措施的目的：①避免空腔渗血。②重建颅内压力，以利保持脑、脑血液循环和脑脊液循环的正常关系。③使脑不至于因失去支持而在颅内摆动，以免某些脑部，特别是脑干发生扭曲或被牵拉。④驱走空气，因为如有大量空气积存于颅内，当其受到体温影响，尤其是当术后发生高热时，它的容积必将增大，可能成为导致颅内压增高的原因之一。而在同一条件下，液体的容积却较少增大。

（7）在需要应用药物冲洗脑部的时候，要格外注意浓度问题，不可把浓度很高的、冲洗脓肿囊腔的溶液，拿来用于一般的脑组织或注入脑室内，否则不但会损害脑组织，而且容易引起癫痫发作。

五、止血

1. 头皮的止血

头皮切开后助手两手并拢，手指下垫纱布压紧切口两旁头皮，随即切开头皮全层。不大的切口，用中型或小型乳突牵开器紧紧撑开，出血大多可以借此止住。较长的切口或皮瓣，用双极电凝器电凝皮下动脉及较大出血点止血。或用头皮夹止血，目前常用者有以下几种：①Adsonfixicher 银质头皮夹。②Michel 自动头皮夹。③Raney 弹簧头皮夹等。术毕拆除头皮止血钳或头皮夹。

2．颅骨的止血

来自颅骨板障以及导血管出血，可用骨蜡、骨末等物堵塞。

3．硬脑膜的止血

渗血可用 40℃以下的生理盐水棉片或纱布贴附止血。3％双氧水棉片贴附效果更好。对硬脑膜的血管的主干或分支出血，可用缝扎法或双极电凝止血，现很少用银夹，以免 CT 复查产生伪影。

4．静脉窦的止血

可先试以肌块或止血海绵压迫，或再翻转一小片硬脑膜以加强固定。修复静脉窦裂口常难以成功，甚至因缝合而引起严重的出血。当对侧横窦或乙状窦完全畅通时，可以阻断伤侧。阻断静脉窦时还应考虑到某些解剖学上的变异可能，例如，窦汇的血液常流入右侧横窦，而与左侧有较小的交通；有一侧横窦和乙状窦缺如的患者；有的上矢状窦经窦汇一直延伸到枕骨大孔边缘，向边侧偏斜而进入颈静脉球部。因此，如发现伤侧的横窦或乙状窦特别粗大时，就更要想尽一切办法不要将它阻断。如结扎困难，可在破裂处放一个肌块并加用电凝止血。

5．脑血管出血

较大的血管可用电凝器止血。浅在的有时可用缝扎法。深部的则需牵开脑组织，用吸引器控制出血点，电凝后再夹银夹。较小的血管可直接用双极电凝，在显微手术操作下，常能达到损伤小、出血少，使病变处理更为可靠的优点。脑组织渗血，用湿热棉片覆盖，浇以热生理盐水或林格溶液（39℃～40℃）制止。也可用止血海绵压迫或用氧化纤维素和氧化再生纤维、微纤维胶原、凝血酶粉剂等局部化学止血物。

六、关闭切口

原则上，在达到手术的目的和彻底止血以后，要在血压正常，或经压迫双侧颈静脉证明再无出血时始可关闭切口。对于开放性颅脑损伤，一般均需缝合硬脑膜，其主要目的是杜绝感染。对闭合性颅脑损伤则不全然如此。例如，清除单纯的小脑幕上硬脑膜外血肿后，颅内压已明显降低，此时既不存在切开硬脑膜的问题，也不存在缝合硬脑膜的问题。但如血肿清除后颅内压仍甚高或估计手术后有发生严重脑水肿可能，则还必须将硬脑膜行放射状切开减压。相反，如见清除硬脑膜下病变（如慢性血肿、积液或巨大的脑内血肿等）后，颅内压已明显降低，则需将硬脑膜做间断缝合，以利于恢复正常解剖生理关系。如果颅内压已明显降低，骨瓣又很大，缝合硬脑膜后，还要考虑预防术后硬脑膜外血肿形成的可能，此时可在骨瓣上钻 2 个小骨孔，用丝线把硬脑膜提高固定。除此之外，由于这里主要是讨论颅脑损伤急性期中的情况，这类病例术后仍易因继发脑水肿，再引起颅内压增高。因此，几乎凡是必须切开硬脑膜才能够达到手术目的的手术，纵使术毕时看来颅内压已经明显降低，或者是术毕时颅内压仍然较高的病例，都应将硬脑膜敞开，有的甚至尚需辅以某种减压术。对于适于缝合硬脑膜的病例，如施行皮骨瓣成形开颅术，则在硬脑膜缝合后，将骨瓣准确复位，不必特别固定，只缝好骨膜、肌肉和帽状腱膜即可。帽状腱膜与头皮都必须准确对齐，分 2 层用丝线紧密缝合。是否置引流，置于何层，则视具体情况而定。

以上主要是从闭合性颅脑损伤出发，叙述了一些小脑幕上的开颅术的原则和技术。上述原则和技术并不是绝对不可变更的，但要结合具体病情灵活地运用它。至于硬脑膜下的操作，如何认识和清除病变，后面还要详细叙述。

七、辅助性手术

（一）外减压术和内减压术

减压性手术减压区一般仅限于颅骨有肌肉覆盖的部位，常规减压的部位有颞肌下及枕肌下 2 种。减压时，切除颅骨外，还必须相应地切开硬脑膜，方可达到减压目的。

下列情况均应进行减压性手术：①伤后颅内压力严重增高，是因严重脑挫裂伤引起，经综合治疗无效者。②经钻孔探查未发现颅内血肿，而颅内压力较高者。③颅内血肿及脑伤灶清除后，仍有明显急性脑水肿及脑膨出者。

1. 外减压术

（1）颞肌下减压术：在伤侧颞肌覆盖的范围内进行。必要时，也可同时在两侧进行。

手术时伤者采侧卧位。在颧弓中点上做一个稍向后斜的切口，长 8～10cm。切开额筋膜、颞肌及骨膜，将全部软组织向两侧及颅底剥离，置入自持牵引器。在颞骨鳞部钻孔，继用咬骨钳扩大，使骨窗下缘尽量靠近颅底。如颞肌切口张力很大，可考虑再延长头皮切口，或将颞筋膜横行切开，以便扩大骨窗。骨窗越大越好，但最好不要超出颞肌的范围，否则脑组织将直接突鼓于皮下，容易在骨缘附近受到损伤。骨窗过小自然不能达到减压的目的，而且还可使脑组织紧紧地嵌塞于骨窗之中，不但局部的脑组织会因循环障碍缺血而软化坏死，它还会累及到脑的深部，反而使颅内压更行增高，得来相反的效果。下一步将硬脑膜做放射状切开。头皮各层紧密缝合，一般不置引流物。

除上述者外，还可以在颞肌范围内做一个马蹄形皮骨瓣，然后将骨瓣取除之。接着在骨窗缘上钻若干小孔，切开硬脑膜后，即用丝线将筋膜和肌瓣一并固定在颅骨缘上。这种方法的优点是可使减压更充分一些，但因手术费时较多，故对紧急情况多不适用。

（2）去骨瓣减压术：所谓去骨瓣减压术是指通过皮骨瓣成形开颅术，取去骨瓣及切开硬脑膜的一种减压手术。这种手术在小脑幕上任何地方均可施行，其中也包括额部在内。例如，可将其施行于额颞部者名为"额颞部去骨瓣减压术"，施行于双侧额颞部者名为"双侧额额部去骨瓣减压术"。最大范围的去骨瓣减压术可以广泛到像施行大脑半球切除术那样，将额骨、颞骨和顶骨的颅盖部分均广泛切除。这种手术方法目前应用很普遍，一致认为它是小脑幕上各减压术中减压效果最明显的手术。华中科技大学附属同济医院近年来几乎已用此手术代替了上述各种颞肌下减压术，其中以一侧额颞部去骨瓣者较多，其次为双侧额颞部去骨瓣。因为去除骨瓣的范围一般均颇广泛，除了个别仅仅在颞肌下去除较小的骨瓣未发生颅骨缺损综合征者外，将来均需修补颅骨缺损。

至于在减压术时究竟要切除多少颅骨，则需根据手术当时的颅内压高低来估计，颅内压越高，减压也越要广泛，反之则相反。但要特别注意，对于原发性脑损伤广泛而又严重的病例，病情垂危或昏迷较久的病例，纵使在小脑幕上清除了一个巨大的硬脑膜外血肿，甚至血肿清除后颅内压已经非常之低，对于这类情况还必须把术后将发生的严重脑水肿估计在内。类似的情况则常见于术前或术中曾采用强烈降压措施抢救者，此时所见的颅内压不高，实际上是不能反映真实的病理变化的，也不足以据此预测术后颅内压还将更加增高与否。此外，还必须明确，减压术本身只能起到它可能起到的作用，它只是各种治疗措施中的一个重要环节，而且也不可能解除所有的颅内高压状态。所以说，我们既要善于辩证地应用这种手术方法，同时也不要因为施行了广泛的减压术就忽视其他治疗。

（3）枕下减压术：实际上是颅后窝开颅的一种常用的典型手术，也是一种典型的骨窗开颅法。

此术限于用在颅后窝损伤的病例中，如未直接去处理小脑幕上的病变，而却施以广泛的枕下减压术，那就犯了原则上的错误，其恶果并不亚于替脑疝患者施行腰椎穿刺放液减压。

患者采用俯卧位，做正中纵行直切口。皮肤切口自枕外隆凸上 5~6cm 处开始，下达第 4 或第 6 颈椎棘突。在正中线上切开筋膜、肌层和骨膜，向两侧剥离，露出枕骨鳞部和第 2 颈椎的棘突，使便于切除鳞部、枕骨大孔后缘和寰椎后弓。置入自持牵引器。乳突后和枕骨嵴部的导血管出血用骨蜡等物嵌塞控制。

下一步是切除大部分枕骨和寰椎后弓。最好是先切除寰椎后弓，再切除枕骨，并且最好是常规地切除寰椎后弓。当剥离枕骨大孔附近的软组织和切除寰椎后弓时，动作要力求轻巧细致，当心损伤下面的延髓。在寰椎结节上纵行切开骨膜，向两侧分离。用尖头咬骨钳咬除一段后弓 2~3cm，过分向外切除就可能损伤椎动脉。万一损伤椎动脉，应耐心用肌块等物压迫止血，不可轻易结扎阻断。因为有的人一侧椎动脉极细，甚至只有一条椎动脉，如果将主要的一侧完全阻断，必将引起死亡。继而于枕骨鳞部左右各钻一孔或数孔，用咬骨钳扩大，使其上达横窦下缘，向外接近乳突，向下切除枕骨大孔后缘。这里有几点要特别注意：①有的人枕骨鳞部较薄，钻孔时不可用力过猛。②枕骨嵴部的骨质厚而坚硬，切除十分费力，又容易出血，最好留在最后切除。③枕外隆凸部分的颅骨不必切除。④在切除骨窗上缘的骨质时当心损伤横窦，在两外侧当心损伤乙状窦。⑤万一乳突气房被打开，予以骨蜡填塞和止血海绵覆盖，待硬脑膜切开后，再翻转一个硬脑膜小瓣，把它固定在乳突部的软组织上。还需说明，在颅脑损伤中，常无必要去探查小脑脑桥角，因此常无必要向外侧把骨窗开得很大。

再下一步是切开硬脑膜。此时应当知道，需要在颅后窝开颅或枕下减压的病例，大多都有程度不等的梗阻性脑积水现象，如果术前未行侧脑室穿刺，最好此时要做穿刺减压。自然常常也需要同时从静脉注入脱水药物。切开硬脑膜时，最好先自下而上，亦即先切开寰枕膜和小脑延髓池，尽量让脑脊液流出，再切开其余的硬脑膜。寰枕膜做正中纵行切开，再从两半球上切开硬脑膜，从上外方向下、向中线汇合，切成"Y"字形。再将半球上的硬脑膜切成放射状。在中线上将将枕窦两端缝扎。切开枕窦下的小脑镰时要当心损伤小脑。枕骨大孔周围有环状静脉丛与枕窦相连，因此当切开此处的硬脑膜时，应将两侧切断的静脉丛妥善缝扎并将缝线向两侧牵开，或将其翻转，分别永久固定在附近的肌层上。

如见小脑扁桃体已疝入椎管，则应当将硬脊膜切开松解，至能见到扁桃体下端为止。如其嵌塞甚紧，或尚有出血、水肿等现象，可以将它吸除一部分。此时要小心保护延髓、脊髓和小脑后下动脉及其分支。达到手术目的以后，硬脑膜不缝合，切口各层分别用丝线紧密缝合，不置引流。

枕下减压术也可采用弓形切口或锚状切口；也可在骨窗缘钻出几个小孔，把横形切断的枕筋膜和枕肌固定在颅骨上。但这些办法很费时间，在急性颅脑损伤时采用是不切实际的。

神经系统疾病临床诊治

2．内减压术

所谓内减压术，是通过切除已经损坏了的或正常的脑组织以达到减低颅内压的目的。如果单从减压的效果来衡量，内减压术要比外减压术的效果可能好些。但如要切除正常脑组织，则可能造成神经缺失症状，效果就不如外减压术。因此只有在广泛切除颅骨或去除骨瓣后仍不能关闭切口时，才可考虑切除挫伤的脑组织，其次才可考虑切除正常的脑组织。在小脑幕上，可切除部分颞叶、额叶或枕叶，要避免损伤重要中枢。在颅后窝则可切除小脑半球外侧 1/3（重12～15g）或部分扁桃体。虽说可以如此，但不能轻易地去切除大块的正常脑组织。并且还必须明确在急性颅脑损伤病例中，更无必要像治疗胶质瘤那样行典型的脑叶或大脑半球切除，这是要特别注意的。

（二）脑室穿刺术

前面已经提过脑室穿刺减压在急性颅脑损伤时的指征，这里继续叙述具体操作方法。如果需要在脑室穿刺减压后才开颅，通常可以选择下面 2 个部位钻孔穿刺。

（1）顶枕部：在枕外隆凸上 6～7cm 于中线旁 2.5～3cm 处，做一个长 3～4cm 的纵行切口钻孔。由此孔可以刺中侧脑室的后角前部或三角部。此处穿刺的优点是在施行颅后窝手术时便于控制引流，缺点是不便于术后持续引流（不过在颅脑损伤中很少使用侧脑室持续引流）。

（2）额前部：在额部发缘上，在中线旁 3cm 处做切口钻孔，由此孔便于穿刺侧脑室前角。

钻孔后，选择无血管的部位于硬脑膜上作成十字形的切口，电凝软膜后用刀尖切开皮质少许，用脑针穿刺。如果从额前部穿刺，针头需要沿矢状方向朝向并垂直于两侧外耳孔连线的方向；如果从顶枕部穿刺，针头则沿矢状方向朝向眶嵴水平或瞳孔方向。通常针头伸入 5～6cm 时即达稍有阻力的脑室壁，再稍向前即有落空感，表示已进入脑室，拔除针芯后便有脑脊液溢出。在穿刺过程中要注意：动作要轻柔缓慢，针头进入皮质时要旋转而入，以免损伤血管。若一次穿刺不中，必须将穿刺针完全拔出，改换方向后重新穿刺，而不可在脑组织内任意改变方向，否则将损坏很多的脑组织。如发现脑室扩大，放出脑脊液时必须格外缓慢，以免引起脑塌陷或上升性小脑幕切迹疝，或导致颅内出血（特别是硬脑膜下出血）。

如果在小脑幕上手术中临时需做脑室穿刺，一般均无需另外钻孔，可在骨窗下选择适当的部位直接穿刺，但要避免损伤某些重要中枢（运动区、语言中枢等）。

对额囟尚未闭合的婴幼儿，则可在矢状窦旁（3cm）、额囟外角处，用细注射针头直接穿刺侧脑室前角，而且一般不必切开头皮。

（三）小脑幕切开术

这种手术在颅脑损伤中的适应证几乎仅限于小脑幕切迹疝时。此术要待颅内压降低后才开始进行。无论事先采用了哪种开颅法，均需使骨窗下缘靠近横窦，但无必要切断横窦。将硬脑膜沿颅底、在横窦上缘作水平直线切开，再将切口两端向上垂直切开少许，阻断由皮质表面引流入横窦或乙状窦的静脉（其中往往有一支较粗者即为 Labbé 颞枕吻合静脉），用脑压板将颞叶后部向上牵起，阻断颞叶底部引流入小脑幕的小静脉（有的缺乏这些静脉），这样就可沿着岩骨嵴后缘切开小脑幕，当小脑幕切迹缘及环池被切开以后，一般立刻就有大量脑脊液溢出。仔细止血后按常法关闭手术切口。

38

第二节　颅骨骨折的手术治疗

一般地讲，颅底骨折是不采用手术方法治疗的。虽然在处理脑脊液鼻漏或某些脑神经损伤施行开颅术时，偶尔也需要在颅底取出骨碎片或咬除一点颅底骨，但其本身并不是为了治疗颅底骨折。所以说，颅骨骨折的手术治疗问题，几乎只会发生在颅盖骨骨折时。

一、颅盖部闭合性骨折的治疗

在闭合性颅骨骨折中，除非在 X 线平片上已看出骨折片插入脑部，或经皮穿刺证明头皮下含有大量的脑脊液或脑碎块聚集，目前尚无很简单的办法在术前判断硬脑膜是否破裂。好在这对手术的适应证的选择并无影响，只是有时对这 2 种情况的手术方法略有不同而已。

与开放性颅脑损伤时的情况不同，线性骨折本身无需手术。凹陷骨折和部分粉碎骨折常需手术，其目的的主要是解除骨折片对脑组织的压迫（原发性脑受压）。凹陷骨折的手术适应证可以从以下 3 个方面来考虑。

1. 颅内压增高

由于颅骨骨折引起颅内压增高的原因，主要是：①大块骨片下陷，缩小了颅腔的容量，这类病例常有相关局部脑组织的受压症状，如偏瘫和失语等。②引起了某种颅内占位性病变（如血肿、脑水肿等）。这 2 种情况可以同时存在。手术时，对前者主要是为了解除骨片对脑组织的压迫，对后者则需同时处理占位性病变。如其引起了急性颅内压增高则必须施行紧急手术，反之则可择期手术，但应尽早手术，以利于症状迅速恢复。

2. 陷下的深度与部位

如骨折片陷下的深度＞1cm，一般可以考虑手术，但亦非必须手术不可。如其引起了某种局灶性症状则必须手术，反之则不然。例如位于额部的凹陷骨折，除非为了美观，一般不是手术的绝对适应证；又如发生在上矢状窦上的凹陷骨折，如其没有引起特殊症状，纵使深度已＞1cm，也不一定需要手术。如需手术，最好在伤后数日之后才进行。

3. 年龄

婴幼儿及小儿的颅骨富于纤维组织，弹性较大，颅骨损伤时虽可明显下陷变形，如非完全性骨折，则不一定需要手术，而且年龄越小，越有自行复位的可能。若为新生儿，除非并发有明显的局灶性症状或有颅内压增高，通常可以暂不手术。对于 3～4 个月的乳婴，如有局灶性症状出现，即使颅内压正常，仍以早期手术为佳。年龄较大儿童的凹陷骨折多无自行复位的希望，为了避免它对脑发育的阻碍，一般均需早期手术。

手术时，应根据颅骨 X 线平片提示的情况，按其范围的大小和部位，做直线、弧形切口或皮瓣来显露。若是不完全的或错位不明显的凹陷骨折，可在骨折部位的外缘钻一骨孔，从此骨孔伸入骨撬将其撬起复位。如不成功，则可将此孔稍加扩大，伸入咬骨钳，沿着凹陷的边缘剪下一骨盘，整复后再重新植入，并在骨盘与骨窗边缘各钻 3～4 个小孔，用不锈钢丝或粗丝线固定之。若见其有因整覆被折成数片的可能，也可以考虑把骨盘翻过来植入，使它的外板侧向着硬脑膜，这种方法尤其适用于小儿乒乓球样的颅骨压陷。

若为完全性的凹陷骨折，错位很多或骨折片彼此嵌错甚紧，可先取其松动者，或在其附近钻一个骨孔，再将骨片一一取出。如骨折片均较大，有时可以把它们连拼起来整复缺损，反之可考虑采用其他颅骨代替品修补。但是，这种方法仅可用于颅内压正常或者术后无继发脑水肿可能者。如果发现硬脑膜已破裂，裂口小者可不缝合，宽者则应缝合。如有骨折片插入脑的深部，则应将硬脑膜裂口扩大，然后才去取除骨片，以免出现脑深部出血时不便止血。如果手术前未行 X 线平片检查，有时需要把骨折片拼起来与缺损部位对照，看是否还有骨片遗留在深部。

在中央沟区域和其他重要中枢部位的硬脑膜裂口，均应妥善缝合。如有硬脑膜缺损则应设法修补，以免形成脑膜脑瘢痕或头皮脑瘢痕（颅骨有缺损者）。但是，如果颅内压很高，此时不但不可以缝合硬脑膜，反而要扩大硬脑膜裂口，甚至还要切除一块颅骨以减压。这样造成的颅骨缺损则待病情稳定后再做处理。在这种情况下，最好是切开颞部的硬脑膜，尽量不要切开重要部位的硬脑膜。

假如硬脑膜下有某种占位性病变存在，手术则按处理那些病变的原则去进行，而不应受任何类型的颅骨骨折的约束。

二、颅盖部开放性骨折的治疗与愈合

上述的手术适应证和手术原则，大体上也适于开放性颅骨骨折，不过开放性骨折病例一般均需施行头皮或脑清创术，同时还要特别防治感染。

1. 线性骨折

除非异物嵌入骨折缝内，颅盖部的线性骨折的本身一般无需特别处理。对前一种情况需在骨折线旁钻一个骨孔，再从此处咬除污染的颅骨并将异物取出。合并的头皮创伤，要按前述原则处理。

2. 凹陷骨折

在进行头皮清创时，要尽力保留可以保留的骨膜。如骨折片陷下不严重，可以在某处选一个适当的部位钻孔，从此孔伸入骨撬，或咬出一条骨沟设法将其复位。如骨折范围广泛而陷下又深，为了避免感染，可在四周钻孔，用线锯或颅骨剪等取出骨折片。在术中应力求保留可以保留的颅骨，不必把没有污染或无错位的骨折片一并切除。至于去除颅骨的范围，当视创伤性质、手术时间和骨折的范围具体而定。与骨膜仍保持联系的骨折片，不一定都要除去。但如果是已经污染了的完全游离的骨片，即使很大也必须去除。

硬脑膜是抗御感染内侵的屏障，如非必要，切忌切开。但如硬脑膜下并发其他病变，则需彻底清创做进一步的处理。如有引起颅内感染的可能，手术完成后必须缝合或修补硬脑膜。如果还需要辅行颞肌下减压术，特别对于那些原来感染严重或有感染可能者，最好在对侧施行为妥。

如在清创过程中发现硬脑膜已破裂或已污染，清创时不要把创缘切除过多，以免缝合困难。如硬脑膜缺损较大，最好从附近的帽状腱膜或骨膜作皮瓣转移，或将硬脑膜外层翻过来修补。其次是用阔筋膜。因为这是开放性损伤，用别的游离瓣或其他硬脑膜代替品，均易发生坏死或感染。如果污染特别严重且清创的时间已较晚，则不可修补硬脑膜，更不允许采用别的代替品来修补。

颅骨骨折后的愈合情况：与长骨骨折相比，颅盖部或者颅底部骨折的愈合过程要慢得多，有的甚至永久都不能闭合。愈合的快慢与年龄和骨折线的间隙宽窄密切相关。线性骨折一般较易愈合，婴儿需4个月，小儿需1年；成人的则难以愈合，但也有少数在2～3年后骨折线消失者。骨折线的间隙>1cm者，一般均不易愈合，其间通常由坚实的纤维组织所填充。且常于伤后数周后，那种锐利或不规则的骨折缘即变为钝圆。大块颅骨缺损后通常不能自行修复。但也有个别人骨质增生特别活跃，可以在大块颅骨缺损的边缘产生新的骨质。少数小的游离的骨片可以被吸收，最后被坚实的纤维组织所代替。

第三节　外伤性颅内占位病变的手术治疗

在颅脑损伤急性期，为闭合性颅脑损伤病例施行开颅术的目的，主要是为了清除外伤性颅内占位性病变（主要为局限性血肿），以解除颅内高压状态，防止脑疝形成或解除脑疝。其次是为了解除骨折片对脑的压迫。由于颅内压增高是这类病例的最大最严重的威胁，因此，颅内压增高既是判断手术与否要首先考虑的问题，同时也是手术必须解决的关键性问题。

一、紧急手术的适应证

在急性期内，不少病变常是发展到脑疝症状出现之后，或疑有脑疝形成才临时决定手术的。否则，纵然因为某种原因（如脑脊液鼻漏）虽也需要手术治疗，但无需临时紧急手术。

根据原发性脑损伤的轻重和到达医院时的症状表现，可以把需要紧急手术的病例分为以下两组。

一组病例的原发性损伤较轻，伤后一度昏迷而后清醒（或受伤当时未昏迷），后来头痛迅速加剧，呕吐、意识模糊或烦躁不安，继而再次转为昏迷。同时出现部分或全部小脑幕切迹疝或枕骨大孔疝的症状。这类病例的继发性病变比较单纯，病变的范围也比较局限，因其有典型的临床综合征，一般易于诊断，若能在脑疝代偿期之前施行手术，其疗效较佳。其中可以用轻型病例继发颞区硬脑膜外血肿并引起下行性小脑幕切迹疝者为代表。但若病程发展至脑疝衰竭期才手术，纵使手术顺利成功，其预后亦常不佳。至少手术后的病程会大大增长。虽然如此，对这类病变仍应积极手术抢救。如遇伤者有上述病史及病程经过，后来出现了颅内压增高的一般性症状，但缺乏典型的脑疝征象，可根据CT检查的结果决定是否予以手术治疗。

另一组病例的原发性脑损伤较重，伤后一直意识不清。后来出现颅内压增高的一般性症状，昏迷程度加重，并显示出典型或不典型的脑疝征象。这类病例可能有几种继发性病变同时散发于不同部位，手术疗效常较差。其中可以用脑底部广发挫裂伤并发脑水肿、脑实质内血肿及硬膜下血肿这样的病例为代表。

决定是否需要手术，是否需要紧急手术，还需要注意以下几方面的情况。

1. 意识状态及意识变化

除非是某种凹陷骨折，意识完全正常者往往总不需要手术，至少没有必要施行紧急性手术。意识逐渐恢复者通常也不需要手术。如果意识变化不稳定，时而昏迷，时而清醒，同时尚有其他体征出现，则应及时复查头部CT以明确颅内情况。如中间清醒期较长，逐渐缓慢地转入昏迷，但又没有达到深昏迷的程度，则要考虑是否为脑水肿所致，若其对脱水治疗无良好反应，亦应积极寻找患者昏迷的原因。如遇伤后一直昏迷，生命功能稳定，又无任何阳性征出现，对这类病例可以在脱水治疗下，继续密切观察患者生命体征。如果在观察过程中，患者出现瞳孔扩大或其他颅内压增高或脑疝征象，则需及早手术。

2. 生命功能的改变

（1）呼吸和循环方面的改变：调理呼吸，循环的基层中枢均位于延髓的网状结构内，它们是由若干"分中枢"组合而成，其神经元分布在大致相同的区域内。在生理作用上，它们虽然各司其职，但却是彼此相关、互相影响的，这些中枢虽然还要受上级中枢（特别是丘脑下部自主神经中枢）、整个中枢神经系统和体液理化环境（体温、二氧化碳及氧分压、H^+浓度等）的调节及影响，但只有当这些基层中枢毁损后才会立即危及生命。

在脑疝前驱期，由于颅内压增高所致的脑血液循环障碍，引起了脑组织急性缺氧和血内二氧化碳潴留。因此，它一方面使呼吸中枢的兴奋度加强，于是呼吸加深增快；同时又使交感中枢、血管收缩中枢及颈动脉窦等化学感受器的兴奋度加强，结果使全身的小动脉收缩，于是血压上升，脉搏加快。这些现象都是通过呼吸及心血管调节作用加强而反映出来的，这样更补偿了脑的需氧量。

到了脑疝代偿期，由于颅内压再度增高，脑组织缺氧更加严重，于是迫使呼吸及心血管中枢加强其调节作用来克服缺氧。此时常有突出的血压增高，而且它可以高到整个病程中的最高峰。不少病例并出现缓脉，有的甚至可以慢到 40 次/min 以下，脉搏饱满有力。这种现象在发展迅速的巨大占位病变（如大量急性出血）时格外突出。但也有一些病例血压虽高，而脉搏却不减慢。这些现象可能是在血压骤然升高之后，通过心抑制中枢的反射作用使心搏减慢的结果，也有人认为是迷走神经受到刺激所致，并将这种缓慢而又饱满的脉搏称为"压迫脉"。在血压增高之后，它又通过主动脉弓和颈动脉窦的压力感受器将冲动传入延髓。从而，一方面抑制呼吸中枢，使呼吸减慢；另一方面又使血管舒缩中枢的兴奋性加强，再通过负诱导的作用，抑制血管收缩中枢的活动，所以后来血压即下降。在血压降低之后，则又使心抑制中枢的冲动减弱或停止发放，因此心跳又加速，脉搏也增快。

从上述可以看出，无论在脑疝前驱期或脑疝代偿期，呼吸及心血管中枢还能够通过其调节作用来补偿脑组织的需氧量，这些中枢及其调节机构在解剖学上还属于健全的，其调节作用是属于生理范畴之内的。后来血压虽然已开始下降，脉搏逐渐细弱而增快，但一般还能保持其节律性。

到了脑疝衰竭期的情况则完全不同，这时影响呼吸及循环功能的原因再也不是简单的缺氧问题了，而是脑干本身（包括生命中枢在内）已经发生了某种器质性的，甚至是不能逆转的病理改变。呼吸及心血管中枢及其相关部位已经再也无力发挥其正常调节作用，因而使呼吸循环逐渐失去原来的节律性和稳定性。在呼吸方面，此时可出现各式各样的周期性或间断性呼吸，如比奥呼吸、潮式呼吸等，而且常常并发肺水肿。在循环方面，血压不但逐步下降，且时常发生波动，脉搏亦细速不整。最终，无论是小脑幕切迹疝或枕骨大孔疝，几乎都是因为呼吸首先停止而死亡。此时只要立即施行人工呼吸，继续维持心肌的营养，给予升压药物，纵使呼吸不再恢复，心跳及血压仍可维持很久。

以上是从呼吸及心血管中枢在脑疝中的功能变化来做解释的。事实上，临床上所遇到实际情况并不都是如此，也不可能单从这 2 个中枢的调节机制方面来说明一切现象，诊断时还应考虑到其他问题。

（2）体温的改变：一般来说，过高、过低的体温都是不良的征兆。诊断时必须排除颅外影响体温的因素，特别是呼吸道阻塞和肺部及尿路感染可能。

3. 神经系统的症状

除瞳孔和肌张力改变等方面的症状外，对全偏瘫或轻偏瘫的估计还要特别注意。如果伤后立即出现这些体征，则常说明并不需要手术，或不需要紧急手术，因为它常是原发性颅脑损伤引起的。如其在 12～24 小时之内逐渐发生出来，则表明可能与颅内血肿等局限性占位病变有关。但从运动区轻度挫伤灶周围发生的脑水肿，也可以引起相同的症状。

总之，决定手术与否，必须把全部病史、病程经过、症状和体征以及影像学等方面综合起来考虑。特别是对于那些在观察中的病例，既要反对片面的单凭某一点来决定治疗方针，也更不允许一定要等到典型脑疝症状均出现时才开始抢救。在进行诊断时必须考虑到，由于原发性颅脑损伤的程度和性质不同，患者个体各方面的差别，继发性脑变产生的部位、大小、速度等的不同，以及医疗措施等各方面的因素的影响，所以不但各个病例的临床表现可以全然不同，甚至有的病例的病理改变虽然已经十分严重，但其临床症状却显得非常轻微。

除上述以外，还有两种情况也值得注意：一种情况是患者只有头痛、呕吐之类颅内压增高的一般性症状，意识是清楚的、模糊的，甚至是昏迷的，但生命功能稳定于正常状况，或有轻度的波动，而神经系统检查（包括瞳孔及眼外肌在内）正常，或者本来有的体征（如锥体束受损征）始终稳定不变。对于这样的病例，有人主张立即钻孔探查，有人反对。如果是施行钻孔探查术，大致可以见到以下几种结果。

（1）有小部分患者颅内确有局限性占位病变（额前区的病变常如此），通过手术治疗痊愈了。

（2）另一小部分患者未能找到占位病变，后来经其他方法治疗也痊愈了，应该说手术对他们没有引起不良的后果。

（3）还有一大部分患者的手术发现为脑挫、裂伤合并脑水肿，且大多位于大脑半球前半部的脑底部。其中：①有的后来经过脱水等疗法治愈了。②有的因为寻找病变的关系，或因在许多地方进行脑穿刺，或因手术不够顺利，使病情加重，但最终仍可带着不太严重的残疾"痊愈"了。③还有一小部分患者，由于同样的原因，或因某种不恰当的减压术，病情更加恶化，部分遗留下永久性的严重残疾，另一部分因手术不当而死亡。这类病例如果不立即手术而采用其他的疗法（主要是脱水治疗），也可能产生不同的后果。少数患者发生了脑疝，后来仍然需要手术抢救，其中一部分终归痊愈，一部分死亡；绝大部分患者通过非手术治疗而最后痊愈。如此看来，这两种办法是各有优缺点的。

对于上述情况，我们的意见是：①对症状发展较急者，一方面做好包括剃光头发在内的一切手术前准备，一方面在脱水治疗下密切观察病情的演变，同时设法进一步明确诊断。若再遇有新症状出现，意识障碍加重或生命功能趋向恶化，或经脱水治疗仍无明显好转时，则应立即钻孔探查，而切不可等到典型脑疝症状齐全时才急忙去抢救。②如判断确有困难，同样也以立即钻孔探查为妥。但在手术中要注意，如果颅内压并不是很高，在病变好发部位未发现明显占位病变时，即可结束手术，不要随便施行去骨瓣减压之类的手术。③如病情允许，又有设备条件，当然可以进行头部 CT 检查来协助诊断。腰椎穿刺测压检查法在此时则应列为禁忌。

还有一种情况是，病程已达到晚期，两侧瞳孔全部散大及对光反应消失，并且呼吸已经停止。对于这种情况，究竟是否手术，则应视具体情况来决定。总体来说，这类病例的预后是最不好的，呼吸停止越久，预后越坏。可是，对于个别具体病例，也不能断言一点希望没有，而唯有经过千方百计的抢救实践以后，才有理由定论。因此对于这类病例不可存在放弃思想。我们务必万分警惕，尤其是在突然发生事故的现场，或在病情骤然恶化的瞬间，切不要不假思索地轻易宣判为无法救治。还必须冷静地考虑到除脑疝以外是否还有其他可能。例如，由于呼吸道阻塞所致的窒息，快速过量输液引起的水中毒，应用药物不当造成的危象等。这些原因不但可以引起同样的征象，而且是很有可能发生在颅脑损伤的病例之中的，如果我们稍有疏忽，就会永远失去挽救的机会。

总之，一般说来，上述第一组病例较易处理，可以按照切除颅内肿瘤的原则去显露病变，对位于小脑幕上者，采取皮骨瓣成形开颅法或骨窗开颅法，位于颅后窝者采取骨窗开颅法。第二组病例则相反，往往由于病情紧迫的关系，已不允许长期观察或施行某种特殊检查，因此常需通过"钻孔探查"来肯定诊断。由于遇到后一类情况的机会较多，所以下面即以钻孔探查为起点，假定术中有不同的情况发现，顺便说明手术的原则和方法。

二、手术时的定位依据

随着检查技术的提高，如今绝大部分外伤病例都可通过头部 CT 快速明确诊断，只有少数极为紧急病例，来不及行 CT 检查即在手术室行钻孔探查术。在钻孔之前，首先就要决定在哪一侧，哪些位置钻孔的问题。为此，手术者事先必须对几类外伤性颅内占位性病变有个明确的认识，不然就很难达到手术的目的。以下几点可以作为钻孔定测定位的依据。

（一）根据神经系统的症状和体征

1. 瞳孔和眼外肌方面的症状

（1）当两侧瞳孔均已散大时：①从眼外肌方面来判断，当两侧瞳孔均已散大，或因某种原因不便检查瞳孔时，如两侧提上睑肌的张力尚有差别，其张力低的一侧，往往提示是动眼神经首先受损的一侧，并表明为首先发生脑疝的一侧。②从解除缺氧的效果方面来判断，在解除缺氧状态后，如经某种降低颅内压的处理或气管切开解除呼吸道阻塞后，若两侧散大的瞳孔均缩小，则常表明与脑干急性缺氧有关。若一侧缩小，另一侧仍然散大，则散大侧通常表明是动眼神经受损侧，并且可能是脑疝侧；同时也说明缩小侧之所以缩小，与脑干缺氧有关。如两侧瞳孔仍然散大，则应当考虑病程是否已近末期，既可能是脑干已经发生了严重的缺氧性或其他器质性的损害，也可能两侧均有脑疝形成。③从手术的效果方面来判断，假如一个小脑幕切迹疝是由颞区的硬膜外血肿所引起，清除血肿后，通常总是对侧瞳孔先缩小，然后是血肿侧缩小，而且往往是瞳孔恢复正常后眼外肌才恢复正常。如血肿侧已缩小，对侧仍散大，则当怀疑对侧是否也有脑疝存在。如果手术中颅内压已经明显降低，手术侧瞳孔已缩小，对侧仍散大，短时间内颅内压又升高，手术侧瞳孔又散大，则应当怀疑是否对侧或其他部位有一巨大血肿形成的可能。

（2）如果两侧瞳孔尚有大小差别，假使较大侧的对光反应较灵敏，眼外肌无麻痹现象，较小侧对光反应减弱，提上睑肌的张力减低，这种情况常说明脑疝位于瞳孔较小的一侧。这是因为瞳孔较小侧的副交感纤维尚处于被刺激的阶段，并非较大侧的纤维已经麻木。

（3）如果伤后立即发生一侧瞳孔散大及对光反应消失，或者还伴有眼外肌、三叉神经第 1 支麻痪等症状，而病情尚属稳定，诊断时应考虑几种可能：①是否为单纯的动眼神经损伤。②是否为眼球内出血。③是否为眶尖部骨折所致。④是否颈交感神经损伤后产生霍纳综合征。

（4）原发性脑干损伤时常常在伤后立即出现两侧瞳孔大小不等，一侧或两侧时大时小，对称缩小或散大的现象。

2．锥体束受损征

在一侧中央前回被占位病变损害后，在其对侧可能发生中枢性面瘫、肌张力增高、深反射亢进、浅反射消失、上下肢瘫痪及相应的病理反射等征象。这些征象同样也可由小脑幕切迹疝引起，但这些体征一般均表明病变在对侧。如在瞳孔和眼外肌首先出现症状的同侧有锥体束受损征出现，此时定位仍应以眼部体征为准。

（二）根据损伤原理与病变好发部位

虽说多数病例损伤原理不够确切，但如有头皮伤痕或颅骨骨折存在时，则可推测其损伤原理为何，所引起的病变何在。例如，头部在静止或被固定的状况下受暴力所击，如果发生颅内出血，它即易发生在受力部位，且常为硬脑膜外出血，亦即头皮伤痕或颅骨骨折处常与病变部位一致或在其邻近；如果运动中的头部撞击某一坚硬物体，如其发生颅内血肿，它不是在受力部位，便在其对冲部位，或两处都有血肿。且在着力部位者多为硬脑膜外血肿，在对冲部位多为硬脑膜下血肿及脑实质内血肿。

如果既无头皮伤痕又无颅骨骨折，神经系统也无定位体征时，除非病情允许进行头部 CT 检查，否则应根据病变的好发部位钻孔探查。在这种情况下，首先应自颞前区开始钻孔探查。钻孔的位置在外耳孔前两横指与颧弓上两横指相交处，此点大致相当于翼点。首先在这里钻孔的理由是：①这里大致相当于脑膜中动脉的主干分叉处，多数硬脑膜外血肿、硬脑膜下血肿和硬脑膜下积液均好发于此区。②闭合性颅脑损伤时常见到的脑挫裂伤亦常在此孔下可以探查到，并且还便于探查额叶内血肿。③此处便于施行骨切除开颅术及颞肌下减压术。如在此处未发现病变而颅内压甚高，则当在额顶区钻孔，钻孔部位略低于经额部行脑室造影时的钻孔处，此处容易发现额顶区的硬脑膜外血肿。再不然则在顶枕区钻孔，此点相当于外耳孔后两横指处引一垂直于颅底水平的直线上两横指处。此处容易发现顶枕区硬脑膜外血肿。我们常将此 3 点作为探查手术时的常规钻孔处，并在做切口之前将此 3 点标在一条弧线上，而且有意识地将各钻孔时的皮肤切口，沿此弧线先后按需要分别间断切开，以便再做骨瓣时，可将其连成一个整齐的马蹄形皮瓣。几类常见的病变一般均可在此 3 孔下发现，如在此 3 孔下均未发现病变，而颅内压甚高，则应在血肿的少发部位继续钻孔探查。

以上主要是针对小脑幕上硬脑膜外血肿而言的，这些大体上也适于探查硬脑膜以下的其他病变。鉴于额极区、对侧颞区和额极区的病变，特别是硬脑膜下血肿和脑实质内血肿，往往因为某些原因对病情判断错误而被遗漏，说明这些病变好发于大脑半球前半部，而且更集中地出现于额叶和颞叶的前端及底部、颞区或额区。基于这些理由，尤其对那些硬脑膜下或脑实质内可能发生血肿的病例，诊断为硬脑膜外血肿而钻孔探查时发现阴性的病例，原发损伤较重、伤后一直昏迷的病例，以及在已发现血肿（特别是硬脑膜下血肿）的病例，我们主张施行"四孔探查术"，即在两侧的颞前区和额极区共钻 4 个孔探查。

三、开颅检查时的注意事项

（1）除非有颅外因素（麻醉意外、呼吸道阻塞或输液不当等）的干扰，颅内压增高几乎经常提示有病变存在。这些病变既可能是血肿等局限性占位病变，也包括并发脑水肿的脑挫裂伤在内。当在严重的休克状态下，特别是因大量失血引起的休克，个别病例可能表现为颅内压正常或偏低，因此应该立即纠正循环，继续探查。同样，手术前曾经用过强烈脱水药物的病例，特别是那种原发性颅脑损伤并不严重而颅内继发血肿的病例，手术时常常也有颅内压正常或偏低的现象。对于这种与术前诊断不符的情况，切不可因为一个钻孔之下发现"阴性"就放弃继续钻孔检查。

（2）只有将局限性占位病变的好发和少发部位全部探查清楚以后，如颅内压仍甚高，才能说"可以探查到的部位没有发现病变"。因为除部分脑实质内血肿以外，还有许多深藏的血肿及脑挫裂伤，是解剖学上难于达到、生理学上也不允许探查的（如丘脑下部及脑干等处的病变）。此外，单纯的神经纤维撕裂伤，大脑镰旁边与下缘和小脑幕切迹周围的脑挫裂伤或出血，以及枕底骨折时造成的脑损伤，往往也是"探查阴性"的原因所在。

（3）当探查所见与临床症状不符时，特别要警惕主要病变被遗漏，纵使发现了一个巨大的局限性血肿，若在清除后颅内压又迅速增高，或手术后又出现脑疝，均应在其他可疑部位钻孔探查。同样，如果术前曾行颈动脉造影检查，证明某侧有巨大占位病变，而大脑前动脉无侧移位或无明显侧移位者，清除造影侧病变以后，还必须在其对侧钻孔探查。据华中科技大学附属同济医院统计，单就颅内出血来说，其中就有 1/3 以上的病例多处发生血肿，它们可以发生在同侧或对侧的同一部位或不同部位，并且还可能在不等的时间内，以不等的血量分布在硬脑膜外、硬脑膜下、蛛网膜下、脑实质内或脑室内。何况它们还可能与其他占位病变同时发生，再加上原发性颅脑损伤和脑水肿的干扰，可能发生的复杂情况是难于设想的。虽然如此，钻孔探查毕竟不是到处都去钻孔普查，必须应用辩证的方法，去分析面临的每一个具体情况，要善于运用前面介绍的基本知识，努力做到不遗漏可以手术清除的病变。

（4）钻孔探查时，特别是在颞前区的钻孔，一定要把硬脑膜切开探查，即使是第二次再开颅探查时也要这样，否则很有可能将硬脑膜下的病变遗漏。对于出血量不多但颅内压极高的病例，则要多多考虑是否要在脑实质内血肿的好发部位进行试探性穿刺。额极区和颅后窝的血肿容易被遗漏，尤应多加警惕。

（5）钻孔探查时，如发现病变与临床征象不符，必须或至少也要在各病变好发部位查明之后才考虑进一步如何手术的问题，切不要根据"一孔之见"便决定施行何种减压术，不然将因主要病变被遗漏而使脑组织立刻膨出，造成难以收拾的局面。这时纵使切除大量的脑组织，患者的生命也未必能够因此而延长。

（6）如手术中发生急性脑膨胀现象，则应考虑是否有下列可能。①其他部位是否尚有巨大血肿存在。最严重的情况是将小脑幕上下的血肿，或将左右侧的血肿颠倒误诊，同时又错误地在最不恰当的地方施行了广泛的减压术。例如将小脑幕上的血肿遗漏，却又在枕下施行了减压术。②在未发现主要病变（血肿）之前，便在"脑水肿""脑挫裂伤"之类的诊断下，过早盲目地施行了广泛的减压术，主要病变随着减压移位作用使脑干急骤移位扭曲，深部血管因受压、绞窄等发生急性循环障碍和缺氧。③深部发生了新的出血：例如合并脑疝的病例，则可因突然快速减压，使脑桥附近部位等处的血管破裂，这时引起的出血是不易直接看见的。其他如脑穿刺误伤血管或手术损伤亦引起深部出血，但这类出血较易察觉。④麻醉意外：如气管插管错误、插管扭曲、压扁等引起的呼吸障碍，以及用药错误等。

（7）颈内动脉血栓形成和脑脂肪栓塞是 2 种罕见于颅脑损伤的合并症，它们都可以引起符合前述手术适应证的征象，当手术发现与术前诊断不符时，亦应考虑及此。

四、各种外伤性颅内占位病变的手术治疗

在颅脑损伤急性期，为闭合性颅脑损伤病例施行开颅手术的目的，主要是为了清除外伤性占位病变（主要为局限性血肿）、控制颅内出血，以解除颅内高压状态，防止脑疝形成或解除脑疝。由于颅内高压是这类病例的最大且最严重的威胁，因此颅内高压既是判断手术与否要考虑的问题，同时也是手术必须解决的关键问题。

颅内血肿是颅脑外伤最常见和最危险的占位性病变，随着 CT、MRI 等先进影像技术的临床应用，其诊断已经变得容易。由于颅内血肿可以直接压迫脑组织，造成相应的脑功能缺失症状，同时因血肿的占位，造成脑移位，引起脑缺氧，脑疝形成，直接威胁患者生命。及时正确地处理好颅内血肿，掌握其手术指征和手术方法，及时手术清除颅内血肿，是重型颅脑损伤的重要抢救措施之一。

颅内血肿的手术指征为：①意识障碍程度逐渐加深。②颅内压的监测压力＞270mmH$_2$O（2.7kPa），并呈进行性升高表现。③有局灶性脑损害体征。④尚无明显意识障碍或颅内压增高症状，但 CT 检查示血肿较大（幕上者血肿量＞40mL，幕下者血肿量＞10mL），或血肿虽不大但中线结构移位明显（移位＞1cm）、脑室或脑池受压明显者。⑤在非手术治疗过程中病情恶化者。颞叶血肿因其易导致小脑幕切迹疝，手术指征应放宽；硬脑膜外血肿因不易吸收，也应放宽手术指征。

重度脑挫裂伤合并脑水肿的手术指征为：①意识障碍进行性加重或已有一侧瞳孔散大的脑疝表现。②CT 检查发现中线结构明显移位、脑室明显受压。③在脱水、激素等治疗过程中病情恶化者。

对于颅内血肿合并有脑挫裂伤、脑水肿，不能单以血肿量的多少来决定手术。对于双侧颅内血肿或双侧脑挫裂伤患者，亦不能以脑中线移位情况而决定手术。应根据临床病情及其发展情况，如出现明显颅内高压，应早期手术减压治疗。

凡有手术指征者皆应及时手术，以便尽早地去除颅内压增高的病因和解除脑受压。已经出现一侧瞳孔散大的小脑幕切迹疝征象时，更应力争在 30 分钟或最迟 1 小时以内将血肿清除或去骨瓣减压；超过 3 小时者，将产生严重后果。

由于 CT 检查在临床诊断和观察中的广泛应用，这已改变了以往的"血肿即是手术指征"的观点。一部分颅内血肿患者，在有严格观察及特检监测的条件下，应用脱水、激素等非手术治疗，可取得良好疗效。颅内血肿可暂不手术的指征为：①无意识障碍或颅内压增高症状，或虽有意识障碍或颅内压增高症状但已见明显减轻好转。②无局灶性脑损害体征。③且 CT 检查所见血肿不大（幕上者血肿量＜40mL，幕下者血肿量＜10mL），中线结构无明显移位（移位＜0.5cm），也无脑室或脑池明显受压情况。④颅内压监测压力＜265mmH$_2$O（2.6kPa）。上述伤员在采用脱水、激素等治疗的同时，需严密观察及特检监测，并做好随时手术的准备，如备血、剃头等，一旦有手术指征，即可尽早手术。

（一）硬脑膜外血肿

硬膜外血肿的手术指征：①有明确颅内压增高症状和体征。②CT 扫描提示有明显脑受压。③幕上血肿量＞30mL，颞区血肿量＞20mL，幕下血肿量＞10mL。④患者意识障碍进行性加重或出现昏迷。对于部分病情稳定的小血肿，也可采取非手术治疗。

硬膜外血肿多采用骨瓣开颅血肿清除术。其优点是便于彻底清除血肿，立即止血和硬膜下探查。依据血肿部位、大小设计好皮瓣，常规开颅，骨瓣大小以能暴露血肿范围为宜。翻开骨瓣后可见血肿，多为暗红色凝血块，附着在硬膜上，此时用剥离器或脑压板由血肿周边向中心轻轻剥离，也可吸引器吸除。血肿清除后，如遇到活动性出血，应仔细寻找出血来源，其出血点可用电凝或丝线结扎止血。其若为骨管段内的脑膜中动脉出血，可用骨蜡止血；若为静脉窦出血应该按照静脉窦出血方法止血；若为脑膜表面的小血管出血，应电凝止血或压迫止血。悬吊硬脑膜于骨瓣边缘，如仍有渗血，应在硬膜与颅骨之间置入吸收性明胶海绵再悬吊，确认无出血后放回骨瓣，逐层缝合头颅。有凝血功能障碍或者担心有持续出血可能者，应放置硬膜外引流管。

清除血肿后硬膜张力仍高，硬膜下方呈蓝色，应切开硬膜探查。如有血肿应予以清除；如未见硬膜下血肿，则提示骨瓣邻近或远隔部位血肿，应予复查 CT 或钻孔探查，以免遗漏血肿。在清除血肿过程中，不要勉强剥离与硬膜粘连紧密的凝血块，以免诱发新的出血。对手术前已发生脑疝的患者，有人主张血肿清除后去除骨瓣，以免术后发生脑梗死、水肿及再次发生脑疝。

（二）硬脑膜下积液

由于大多数硬脑膜下积液只有轻度的头昏症状，少有严重颅内压增高及神经定位体征，且有自愈性，临床选用手术治疗的可能性并不高。对于积液量较多，甚至短时间出现颅内压增高症状或出现脑受压表现者，应行钻孔引流，排除硬膜下积液。无症状的积液不主张手术。

（三）急性硬脑膜下血肿和亚急性硬脑膜下血肿

是否需要清除硬脑膜下血肿取决于多种影响因素。如果血肿较小，并且影像学检查和神经体格检查无明显颅内占位效应，颅内压力不高，则不需要手术治疗，密切观察临床表现及复查头部 CT 即可。对于临床或影像学检查表现出明显的占位效应的患者，有神经症状进行性恶化或脑疝体征，中线移位＞5mm 或基底池受压、消失均表示严重的占位效应和颅内高压，这种情况应及时手术清除血肿。中线结构移位程度超出了血肿厚度造成的移位，则反应邻近脑组织存在损伤和肿胀。一项关于中线移位与血肿厚度关系的研究发现，这两项指标的差异对于评估预后的意义较其中任一单项都更为重要。中线移位超出血肿厚度时病死率升高，当差距＞3mm 时病死率超过 50%。

关于手术时机，凡有手术指征者皆应及时手术。尽可能快地进行手术清除血肿，缓解颅内高压状态，有可能降低病死率。

清除硬膜下血肿时建议采用大骨窗，充分暴露有利于处理大血肿以及到达已查明和未查明的深部脑损伤病灶，同时有利于术中处理可能出现的急性脑肿胀。大骨窗还有利于处理血块边缘的脑桥静脉出血。由于大多数硬膜下血肿位于额颞部，额颞部问号切口最为常用，如果血肿位置偏后，也可应用马蹄形切口。大脑镰附近的血肿也可用马蹄形切口，但要过中线。标准的冠状瓣用于额部硬膜下血肿，后颅窝血肿根据血肿的位置和可能的出血边缘可用中线切口或旁中线切口。

如果已有脑疝或进行性神经功能障碍时，应该尽快开颅，采用快速开颅技术，建议沿切口线注射稀释的肾上腺素，可减少头皮出血。皮肌瓣开颅，先从颞部开始，快速转孔并打开硬脑膜以暂时减压。骨孔应位于切口线与血肿最厚的位置之间，然后再常规开颅。

暴露硬膜后，可通过触诊检查硬膜张力，如果张力很高，打开硬膜后容易发生脑组织疝出。此时有必要输入甘露醇和进行过度通气，同时，通过小的硬脑膜切口使血肿自行挤出以达到血肿减压，这种方法可有效降低颅内压，保证顺利地打开硬脑膜及清除血肿。如果上述方法仍不能使脑组织减压，而且大部分血肿已由硬膜切口处排出，则不主张继续扩大硬膜切口，否则会引起持续的脑肿胀，使大范围脑半球由骨窗疝出。

打开硬膜时应尽量接近骨窗边缘并且快速手术以防止急性脑肿胀。建议硬膜"十"字形剪开，以便在缝合时一根缝线可以封住所有的硬脑膜。冲洗和吸除相结合，以清除尽量多的血肿，但是必须注意在清除骨窗范围外的血肿时不要撕裂脑桥静脉导致出血。清除硬膜下血肿后，应考虑对损伤的脑实质或实质内血肿进行清创或清除。

仅有 1/3 的硬膜下血肿可以找到出血源，多为来自挫裂伤脑表面的静脉。如果出血来源于动脉，多位于外侧裂，需紧急止血。可用双极镊电凝及用棉片、氧化再生纤维（止血纱布）、吸收性明胶海绵轻压止血。在脑功能区和侧裂区，止血应尽可能精确，以避免造成医源性脑梗死。脑损伤、大量输血或先前存在凝血功能障碍会严重影响止血效果，此时应立即输入适当的新鲜冰冻血浆和血小板。如果担心有残余出血，可以放置硬膜下引流并保留 24 小时，但是绝不能以引流代替止血。

如果血肿清除后颅内压下降满意，硬脑膜应严密缝合。如果脑肿胀明显，使用人工材料或骨膜减张缝合硬脑膜。根据术中颅内压情况决定保留或去骨瓣减压。

（四）慢性硬脑膜下血肿

慢性硬脑膜下血肿是由血肿包膜新生的毛细血管不断出血所致。通常采用钻孔引流术。双侧慢性硬脑膜下血肿，建议行双侧钻孔引流术，同时打开硬膜，缓慢释放血肿，避免中线结构的摆动。

手术一般在局麻下进行。通常在顶结节附近，钻孔与颅骨表面略倾斜，扩大骨孔以利置管，以避免引流管损伤脑组织及血管。硬脑膜显露后，做硬脑膜下穿刺，可获得陈旧性血性物，缓慢减压，再做"十"字形切开，插入 3mm 内径的引流管，然后以生理盐水缓慢冲洗，直至清亮的液体流出为止，接闭式引流袋，高位引流，避免空气进入颅内。

对于慢性硬脑膜下血肿的手术原则是：①对尚无包膜形成者，一般可在颞前区及顶枕区各钻一孔，将淤血彻底冲洗清除即可。②对包膜甚厚，血肿已机化者，则需通过皮骨瓣成形开颅法广泛显露出血肿，将血肿及其包膜一并切除，但对矢状窦旁的包膜不宜硬性全部剥离，否则可能引起猛烈出血。术毕时应在硬脑膜外腔置引流管 24～48h，间或还需要采取别的方法防止颅内压过低。术后一般无需脱水治疗。

（五）小儿外伤性颅内占位性病变

动脉出血造成的硬膜外血肿是外科急诊必须立即手术治疗的，尤其在婴幼儿开始表现正常但病情迅速恶化时。为了迅速手术治疗，必须避免就诊时间过晚或诊断延迟。

静脉源性的硬膜外血肿往往位于骨折的下方，通过保守治疗即可。伤后即可发现小的硬膜外血肿，应在 24～48 小时内复查 CT 以明确血肿是否明显扩大。是否清除硬膜外血肿取决于血肿的大小、部位和患者的体征。如果因硬膜外血肿出现临床症状和体征，影响正常活动，且进行性加重，或这些症状、体征持续 2～3 天，则手术治疗。

颅后窝的硬膜外血肿可压迫脑干，故处理起来应比其他部位的血肿更加谨慎。颅后窝的血肿往往由大的静脉窦破裂出血引起，故手术风险相对较大。血肿对破裂的静脉窦有压迫作用，所以清除血肿可以引起大出血。对婴幼儿来说，静脉窦的出血可迅速达到甚至超过其全身血量，所以手术尤其危险。婴幼儿可发生骨缝分离从而增大颅腔容积。因而对成人及较大儿童来说可引起明显症状的较大血肿，在婴幼儿有时却不用手术治疗，数天或数周即可吸收。

无论儿童还是成人，是否清除硬膜下血肿要考虑意识障碍、神经体征、中线移位、脑池消失、颅内压增高或占位效应等因素。婴幼儿及儿童的薄层硬膜下血肿通常可保守治疗。偶尔有些看起来像硬膜下的血肿吸收迅速并不伴任何症状。这些血肿事实上位于蛛网膜下腔，通常不需要手术清除。

婴幼儿血容量小，所以极易在手术中因失血而休克。术前应建立足够的静脉通道并备血。新生儿脑组织水含量达 90% 且髓磷脂含量极低，故脑组织质地软而脆。从脑组织周围或脑实质内清除血肿时必须仔细保护尚未失活的组织。吸引轻柔，力求达到减压目的而不必清除全部血肿。

（六）脑挫伤和脑裂伤

出血性脑挫、裂伤和脑实质内血肿的区别只是程度的不同，多发生在额叶、颞叶。引起颅内压增高时需要手术治疗，挫伤的脑组织和血肿释放的毒素对周围的脑组织有不利的影响。颞叶的占位危险最大，即使颅内压不高也可能引起意想不到的脑疝和神经症状的急剧恶化。因此该部位的病变常建议手术清除，包括中等量的血肿，特别是 CT 扫描显示脑干结构移位或基底池封闭的病例。脑实质内血肿应完全清除，位于颞叶及额叶非功能区的血肿应彻底清除。在功能区应仅清除明显的坏死组织。

通常，脑挫、裂伤是属于原发性脑损伤范畴的，根本就不是这里讨论的内容。可是，有时为了阻止脑水肿的发展或降低颅内压，仍有必要将碎烂或已液化的脑组织切除，甚至还要切除部分正常的脑组织，以达到内减压的目的。

因此，如在颞前区钻孔下发现硬脑膜下血肿及脑挫、裂伤，如清除血肿后颅内压已显著下降或不太高，软脑膜尚无广泛的破裂，就可以考虑辅以颞肌下减压术而结束手术。反之，如有大面积的脑组织破损，甚至呈糊状，或者尚有碎烂的脑组织或血块不断鼓出，则应将其吸除。

如病变仅限于颞部，则可在扩大骨孔后或翻转一个骨瓣，如累及双侧额叶底部，则应考虑采用双侧额叶暴露法。如限于一侧额叶及颞叶，则以采用额颞部皮骨瓣成形开颅法为佳。切除脑组织时，切忌毫无顾虑、漫无止境地广泛切除，因为这样会再增加脑损伤，而且也未必一定能挽救伤者的生命。对位于左侧的病变尤应倍加小心。

手术时必须考虑到，虽说切除某些脑叶可能不引起严重的神经缺失症状，但因颅脑损伤的复杂性的影响，如广泛的脑挫、裂伤，脑水肿的严重程度不等，或其他部位尚有某种外伤性占位病变存在等，要十分确切地做到生理允许的切除（特别是对深度的估量）往往是很困难的。而且这是与切除颅内肿瘤时的脑叶切除有所区别的。在颅内压极高的情况下，纵使非切除部分正常脑组织不可，既无必要，也不允许施行某种典型脑叶切除术。

广泛吸除小脑半球的挫、裂伤处大多不至引起严重的后果，但仅限于表浅部位，不可因此而伤及脑干。同样，为了达到颅内减压的目的，必要时允许切除部分正常小脑组织。但只可以切除小脑半球外侧的 1/3，且不可伤及齿状核。

对大脑半球凸面各重要中枢及视放射部位的挫、裂伤，纵使在手术之前已有缺失症状（偏瘫、失语、视野缺损等），也应尽力设法保留，切忌一视同仁地切除。

（七）脑实质内血肿

这类血肿好发于额叶和颞叶，常为脑挫、裂伤的继发病变之一。浅部血肿往往在吸除硬脑膜下血肿或碎烂的脑组织时，血块即自行从脑组织中脱出，如同时再无其他占位并存，将其清除后颅内压即可降低。深部血肿较难识别，但它表面上的皮质常常也有较轻的挫伤痕迹，或者有局限性脑回变宽、脑沟变浅或皮质鼓胀现象，有时可以触到局部的硬度与正常脑组织不同，甚至有波动感。皮质表面完全正常者少见。遇到这种情况，特别对于年老的患者，或术中所见又与临床症状不符，则当通过脑穿刺法鉴别之。如条件许可，手术中当然可以用超声波探查仪来协助探寻。如经穿刺抽吸出大量的陈旧性血后，局部已明显塌陷，整个颅内压亦明显降低，可用生理盐水将血肿残腔冲洗干净后结束手术。反之，如抽出血量甚少，吸出液中尚混有较新鲜的血块，则必须切开皮质彻底清除。当然，其中也有可能血肿本来就是不大的，所以，如需切开皮质探查时，不要一开始就切成很长的切口。

（八）脑室内血肿

外伤性脑室内出血大多伴有脑挫、裂伤，出血来源可为脑内出血破入脑室或者室管膜下静脉出血。小量脑室内出血可以保守治疗，必要时行腰椎穿刺术缓慢释放部分脑脊液，通常数次后脑脊液转清。脑室内血肿的治疗方式主要是行脑室外引流术，引流出脑室内血液或者血肿可缓解脑脊液循环梗阻引起的颅内高压症状。若脑内血肿破入脑室形成血肿，可行脑内血肿清除术开放脑室，吸出脑室积血，留置脑室内引流管。对于并发脑积水患者，需要及时行腹腔分流术。

（九）脑水肿与脑肿胀

脑水肿和脑肿胀可以与其他占位病变并存，也可以单独发生，在影像学主要表现为脑室或（和）脑池系统受压或封闭。开颅术中的脑肿胀必须迅速而谨慎地处理。消除可以使脑血流量增加的因素，纠正颈部的扭转或弯曲，确保气道阻力不高，以保证静脉回心血量。必须避免高碳酸血症，应加快通气频率以使 $PaCO_2$ 维持在 28～30mmHg。维持血细胞比容在 30%～40%。快速输注甘露醇，用量为 1g/kg。

如果上述方法仍不能缓解恶性脑肿胀，则对侧可能发生占位性病变，特别是对侧有小血肿、脑挫裂伤、颅骨骨折或其他病变存在。建议尽快关颅，立即行 CT 检查证实后手术减压。如果这些方法均无法控制恶性脑肿胀，则应使用巴比妥类药物。

第四章 创伤性脑水肿及早期防治

创伤性脑水肿是脑损伤后继发病理改变的重要内容之一。它的形成机制十分深奥，国内外对这一方面的研究很多，了解了一些前所不知的问题，但是揭示其最核心的问题，尚有特长远的深入研究。曾有科学家预言，如果能揭开脑水肿之谜，就等于得到了打开神经外科复杂问题的金钥匙。

创伤性脑水肿是脑组织承受暴力打击引起的一种病理生理反应，其病理改变是过多的水分积聚在脑细胞内或细胞外间隙，引起脑体积增大和重量增加。临床上，不论是局限性抑或广泛性脑损伤均可引起不同程度的脑水肿。创伤性脑水肿的主要危害是引起和加重颅内压增高，甚至引起脑移位和脑痛，是导致伤死和致残的主要原因之一。因而创伤性脑水肿的发生机制和临床救治的研究一直是神经外科研究最为活跃的领域。近年来颅脑创伤的研究已从一般形态学观察上升到分子水平，对脑水肿的发生机制有了更深入的认识，提出了一些防治脑水肿的新观点，新方法，提高了颅脑损伤的救治水平。

第一节 创伤性脑水肿的分类

1967年Klatzo将脑水肿分为血管源性即细胞外水肿和细胞毒性即细胞内水肿两大类。但在实验研究和临床实际工作中已发现，在创伤性脑水肿病理过程中往往是两类水肿并存，只是在不同病理阶段上，血管源性脑水肿和细胞毒性脑水肿的表现程度不同而已。现已发现颅脑损伤亚急性期，可合并低渗性脑水肿；而在脑损伤慢性期可发生脑积水合并间质性脑水肿。故近年来，多数学者主张在Klatzo提出的血管源性脑水肿和细胞毒性脑水肿的基础上，增加渗透压性和间质性脑水肿，共四类见（表4-1）。

表4-1 创伤性脑水肿的分类

水肿类型	血管源性	细胞毒性	渗压性	间质性
发病机制	毛细血管通透性上升	脑细胞肿胀	血浆渗透压下降	脑脊液增多
水肿液成分	血浆渗出液	血浆超滤液水和钠上升	血浆超滤液	脑脊液
水肿部位	白质、细胞外	灰质、白质，细胞内	灰质、细胞内白质、细胞外	脑室旁白质，细胞外
血脑屏障	破坏	正常	正常	正常
CT所见	白质、低密度，可增强	灰质、白质，低密度	正常	脑室周围白质，低密度

52

（1）血管源性脑水肿：主要见于脑挫裂伤灶周围，实验研究发现在伤后 30 分钟血管源性脑水肿即已发生，并于伤后 6～24 小时达高峰，在临床上由于治疗因素的影响，脑水肿的高峰期可以推迟至伤后 48～72 小时。

血管源性脑水肿病理特点是脑挫裂伤后，血脑屏障遭受不同程度的损害，通透性增加，大量水分从毛细血管内渗出，积聚于血管周围间隙和神经细胞外间隙中。由于水肿液含有血浆成分高浓度蛋白质，促使水肿逐渐向周围组织扩散。脑白质细胞外间隙（＞80nm）比灰质（15～20nm）大 4～6 倍，故水肿主要存在于白质内，并且沿神经纤维索扩展。脑水肿的发展主要取决于血管内液静力压与脑实质内组织压之差，当前者高于后者时，脑水肿发展，至两者相等时水肿停止发展。

脑水肿的吸收可能涉及两个方面的作用：①组织压力差作用，实验研究表明，水肿区的脑组织压力高于其周围相对正常的脑组织压力，这种压力差的存在使水肿液大幅度地向周围压力低的区域流动，最后流入脑室内，随脑脊液循环而吸收。脑室内脑脊液压力越低，脑水肿的吸收越快。在脑水肿期，血浆成分不断地从脑挫伤区受损的血管外溢，其压力梯度持续存在，水肿液的流动持续进行。②当血脑屏障功能逐渐恢复以后，压力梯度消失，则通过星形胶质细胞将从血管内渗透到脑实质中的蛋白质等大分子物质消化、吸收，降低细胞外液中的渗透压，从而使水分易于被毛细血管重吸收，消除水肿液。有人用铁蛋白或辣根过氧化物酶作为示踪剂，在电子显微镜下发现，在血管源性脑水肿时，除在内皮细胞的胞饮小泡内、基底膜或组织间隙中追踪到这些大分子物质外，在胶质细胞及其突起内亦能观察到示踪剂，证实了星形胶质细胞的上述作用。但这一吸收过程远较前者为慢，不及前者明显。

因此，临床治疗创伤性脑水肿时采用持续脑室外引流，不仅可引流出原脑室内的脑脊液，而且可通过廓清作用减轻脑水肿和降低颅内压。一般含蛋白质的水肿液的吸收多在受伤 7 天以后。

（2）细胞毒性脑水肿：脑损伤后，由于脑出血压迫和血管痉挛，脑组织细胞发生缺血缺氧，细胞能量代谢障碍，引起细胞膜上 Na^+-K^+-ATP 酶（钠泵）和 Ca^{2+}-Mg^{2+}-ATP 酶（钙泵）活性降低，使 Na^+ 和 Ca^{2+} 等离子大量贮存于细胞内，细胞内渗透压遂升高，水分被动进入细胞导致细胞肿胀，因此称为细胞毒性脑水肿或称为细胞性脑水肿。这类型脑水肿主要发生在灰质和白质的细胞内，而细胞外间隙无明显扩大。因 Na^+ 主要进入胶质细胞，Ca^{2+} 主要进入神经细胞，所以细胞毒性脑水肿时胶质细胞水肿发生最早，神经细胞水肿发生稍迟，常发生在脑损伤早期（24 小时内），与血管源性脑水肿并存，一般至伤后 72 小时开始消退。但进展迅速，对神经功能的影响严重。研究结果印证了这一点。脑微血管的损害甚轻或无损害，血脑屏障大致正常。

（3）渗压性脑水肿：渗透压性水肿常见于脑损伤亚急性期。在正常情况下，脑细胞内液的恒定，受控于垂体前叶分泌的促肾上腺皮质激素（ACTH）及垂体后叶释放的抗利尿激素（ADH）。通过下丘脑的调节使这两种激素处于动态平衡。脑损伤时下丘脑遭受到直接或间接的损伤或水肿，引起 ACTH 分泌不足，垂体后叶大量释放出 ADH，出现抗利尿激素不适当分泌综合征（SIADH），产生水滞留，血容量增加，血液稀释，低血钠，低血浆渗透压，导致血管内水向细胞内渗透，引起神经细胞与胶质细胞内水肿，称为渗压性脑水肿。此时因 ACTH 相对不足，醛固酮分泌相应减少，肾小管重吸收钠减少，故低钠的同时，反而出现尿钠增多（＞80mmol/24h）的反常现象，提示低血钠并非机体真正缺钠。治疗主要是使用 ACTH 和利尿，禁忌盲目补盐。

（4）间质性脑水肿：间质性脑水肿主要见于脑损伤后期或恢复期，发生于脑室周围白质，常与脑积水伴发，故又称为脑积水性水肿。

此类水肿主要病理特点为室管膜上皮严重损害，细胞扁平且有过度牵张，部分区域被撕破，室管膜下层有空泡化，神经细胞与胶质细胞分离、疏松、肿胀。由于室管膜上皮通透性增加，脑脊液渗透到脑室周围室管膜下白质，造成不同程度的水肿。水肿的程度取决于脑室内外压力的高低。虽然脑室周围白质水肿明显，但后期由于静水压的作用使白质发生萎缩，其蛋白质及类脂成分也降低，故脑白质体积并不增大反见缩小，此时脑室内压力得以缓解，腰穿压力可表现正常。

创伤性血管源性脑水肿及渗压性脑水肿均影响颅脑损伤患者的恢复。提倡早做脑脊液分流，以及应用醋氮酰胺抑制脑脊液分泌，有利消除脑水肿。

上述脑水肿的分类有助于对脑水肿的认识与治疗，但在临床上单纯发生某一种类型脑水肿者较少见。一般概念的创伤性脑水肿仍系指血管源性和细胞毒性脑水肿的混合而言，发生较早；而渗压性与间质性脑水肿出现在稍后时期。

第二节　创伤性脑水肿的发生机制

创伤性脑水肿发生机制是多因素的，至今有些问题并未完全得到阐明，可归纳为下列五种学说。但在创伤性脑水肿的发生与发展过程中，是多种因素参杂相关的。

（一）细胞屏障学说

血脑屏障结构与功能损害是血管源性脑水肿的病理基础。主要病理特点是脑毛细血管内皮细胞微绒毛形成、胞饮小泡增多、胞饮作用增强以及紧密连接开放。脑损伤后血脑屏障开放、通透性增加，血中大分子物质及水分从血管内移出进入脑组织内，积聚于细胞外间隙，形成血管源性脑水肿。既往认为脑损伤后血脑屏障破坏在伤后 6 小时始出现，伤后 24 小时才明显。有医生发现伤后 30 分钟就已有脑水肿至伤后 6 小时脑水肿已达高峰，证明了血脑屏障的通透性改变与破坏是创伤性脑水肿的最早和最重要的直接因素。

（二）钙通道学说

钙对神经细胞损害和死亡起着决定性作用。Shapiro 发现脑损伤后脑组织内钙的浓度升高，认为其与创伤性脑水肿的发生与发展有关。有医生对 Ca^{2+} 在创伤性脑水肿形成过程中的作用进行了多项较系统的研究，发现脑损伤早期大量 Ca^{2+} 进入细胞内，胞质中游离钙浓度异常升高，可达正常的 $10\sim15$ 倍，即钙超载，伤后神经细胞内游离钙超载，其浓度显著高于脑组织总钙的水平，是引起神经细胞损害、血脑屏障破坏和创伤性脑水肿的关键因素。这种改变在伤后 30 分钟即十分明显，伤后 6 小时到达高峰，并一直持续到伤后 72 小时。

脑损伤后钙超载的原因：①由于早期缺血缺氧，神经细胞能量供应障碍，$Ca^{2+}\text{-}Mg^{2+}\text{-}ATP$ 酶的排钙功能受损；②内质网、线粒体的贮钙作用减弱；③特别是细胞膜结构受损，流动性及稳定性降低，钙离子通道开放，细胞外大量钙离子涌入细胞内，尤其是神经细胞内，细胞内的低钙离子稳态受到破坏，发生钙离子超载。

神经细胞内钙超载产生下列危害：①激活细胞内中性蛋白酶及磷脂酶，或通过钙调蛋白（CaM）的介导，使神经细胞蛋白质及脂质分解代谢增加，细胞膜完整性破坏，细胞外 Na^+、Cl^- 及水等物质进入细胞内，导致细胞内水肿。②Ca^{2+} 沉积于线粒体内，使线粒体氧化磷酸化电子传递脱耦联，无氧代谢增强，释放大量氢离子，细胞内 pH 值降低，造成细胞内酸中毒，Na^+/H^+ 交换使 Na^+ 进入细胞内增多，发生细胞内水肿。最终也会使线粒体破坏，神经细胞崩溃。③Ca^{2+} 进入微血管壁，通过钙调蛋白或直接作用于微血管内皮细胞，紧密连接开放，血脑屏障通透性增加，导致血管源性脑水肿。④Ca^{2+} 进入脑血管壁，血管平滑肌细胞内 Ca^{2+} 浓度升高，使其收缩，导致脑血管痉挛，这一环节同样起到加重脑缺血缺氧和血脑屏障破坏的作用，加剧血管源性脑水肿。脑血管痉挛又常常是创伤性蛛网膜下隙出血所引起，是影响预后的严重因素。近年来的大量实验和临床研究表明，脑损伤早期应用钙离子通道阻滞剂尼莫地平等可有效地阻止 Ca^{2+} 内流，保护神经细胞和血脑屏障功能，防止脑血管痉挛缺血，能有效减轻细胞内和血管源性脑水肿。

（三）自由基学说

氧自由基是指一类具有高度化学反应活性的含氧基团，主要有超氧阴离子（O_2^-）、羟自由基（OH^-）和过氧化氢（H_2O_2）。早在 1972 年，Demopoulos 等就开始用自由基学说解释脑水肿的发生机制，随后国内外不少学者在实验中观察到，脑损伤后脑内氧自由基产生增加，脂质过氧化反应增强，是引起神经细胞结构损伤和血脑屏障破坏，导致细胞毒性脑水肿和血管源性脑水肿的重要因素。

氧自由基主要产生于神经细胞和脑微血管内皮细胞。脑损伤后上述部位氧自由基产生增多的原因：①不全性缺血缺氧使线粒体呼吸链电子传递中断，发生单价泄漏现象，氧分子被还原为 O_2^-；②细胞内能量合成减少，分解增加，大量ATP降解为次黄嘌呤，后者在被还原成尿酸过程中生成大量 O_2^-；③细胞内 Ca^{2+} 增多，激活磷脂酶 A_2，使花生四烯酸产生增加，后者在代谢过程中产生 O_2^-；④单胺类神经递质肾上腺素、去甲肾上腺素和 5-羟色胺大量释放，它们自身氧化生成 O_2^-、OH^- 和 H_2O_2；⑤脑挫裂伤出血以及蛛网膜下隙出血，大量氧合血红蛋白自身氧化成各种氧自由基，血中的铁、铜等金属离子及其络合物催化脂质过氧化反应，又生成氧自由基。

氧自由基对生物膜的损害作用最为广泛和严重。神经细胞和脑微血管内皮细胞既是自由基的产生部位，又是受自由基损害最为严重的部位。由于这些细胞的膜都是以脂质双分子层和多价不饱和脂肪酸为框架构成，易于遭受氧自由基的攻击，产生下列病理损害：①神经细胞膜上 Na^+-K^+-ATP 酶、Ca^{2+}-Mg^{2+}-ATP 酶、腺苷酸环化酶、细胞色素氧化酶等重要的脂质依赖酶失活，导致膜流动性和通透性增加，细胞内 Na^+、Ca^{2+} 增多；线粒体膜破坏，细胞能量合成障碍；溶酶体膜破裂，溶酶体内大量水解酶释放，导致细胞内环境紊乱，细胞肿胀，发生细胞毒性脑水肿。②氧自由基破坏脑微血管内皮细胞的透明质酸、胶原和基底膜，使血脑屏障通透性增加，血浆成分漏出至细胞外间隙，导致血管源性脑水肿。③氧自由基还攻击脑血管平滑肌及其周围的结缔组织，导致血管平滑肌松弛，同时氧自由基使血管壁对血管活性物质的敏感性下降，血管扩张，微循环障碍加重，加剧脑水肿。

研究认为，甘露醇、糖皮质激素、维生素 E 和维生素 C 等具有氧自由基清除作用，能有效地减轻创伤性脑水肿。

（四）脑微循环学说

脑损伤可引起脑微循环功能障碍，导致其静力压增高，产生压力平衡紊乱，导致脑水肿。脑微循环障碍包括血管反应性降低、血管自动调节紊乱（血管麻痹或过度灌注）和血流动力学改变。

脑血管反应性降低指其对 CO_2 的收缩反应能力低下，当血中 PCO_2 降低时管壁并不收缩。研究表明，脑损伤24小时后血管平滑肌松弛，不论动脉血 PCO_2 增高或降低，脑血管均呈扩张状态。

1985年，Yashmo 等对重型脑损伤患者进行头颅 CT 动态扫描发现急性期患者大多数有脑充血表现。一般认为，在重型、特重型脑损伤急性期，脑干血管运动中枢和下丘脑血管调节中枢受损，引起广泛性脑血管扩张，脑血流过度灌注。临床观察发现，脑充血多在重型脑损伤后4~14小时内发生。实验证明最早可发生在伤后30分钟。

近年来实验与临床研究证实严重脑损伤后数小时内脑血流量下降，随后脑血流量增加，伤后24小时达高峰。脑血管扩张可能是脑组织缺血、缺氧和血管活性物质堆积的继发性反应，也是不利因素。在脑损伤组织存在脑血管扩张和过度灌注的主要原因是脑损伤后脑组织缺血缺氧，无氧酵解增加，CO_2 和乳酸堆积，毛细血管后括约肌、微静脉等阻力血管麻痹扩张，而细静脉、小静脉耐受缺氧的能力较强，对 CO_2 和乳酸反应性低，仍处于收缩状态，导致损伤组织过度灌注。脑血流过度灌注可致血脑屏障受损，通透性增加，血浆成分漏出增多，发生和加重血管源性脑水肿，严重者发展为弥漫性脑肿胀。

关于血流动力学的改变，受脑损伤后中枢递质变化的影响。实验研究显示，采用立体定向微电极刺激与破坏蓝斑 NA 神经元的方法，观察到，在脑损伤后并刺激蓝斑，脑水肿加重。而先毁损蓝斑，再造成脑损伤，脑水肿较轻。与此相应出现一系列血流动力学改变包括细胞膜 ATP 酶活性降低，红细胞变形能力下降，血液黏稠度增高等。这些改变与脑水肿相关，而且是同步的。可见中枢递质亦参与脑水肿的发生过程，影响了脑微循环。脑损伤时由于微血管自动调节机制丧失，局部脑血流的变化主要靠血流动力学调节。脑损伤时脑组织缺血缺氧，大量单胺类神经递质释放，Ca^{2+} 超载等，使红细胞膜 ATP 酶活性降低，变形能力下降。加之脑损伤时血管内皮细胞受损，Ca^{2+} 激活磷酯酶 A_2，分解膜磷脂产生花生四烯酸，导致血栓素 A_2（TXA_2）生成过多，前列腺素 I_2（PGI_2）生成减少，导致微血管过度收缩、痉挛及血管内皮肿胀，脑微循环灌注减少；甚至出现无再灌注现象，加重受伤脑组织缺血和水肿。

广泛的脑血管麻痹和脑血流过度灌注与损伤局部脑微循环血栓形成，血管痉挛所致的无再灌注现象形成一对矛盾，表现为盗血现象，脑水肿与脑缺血形成恶性循环。近年来，国内外一些学者都主张采用控制性过度换气的方法，降低动脉血 CO_2 分压（$PaCO_2$），使扩张的脑血管收缩，防止受伤区域的盗血现象，改善微循环。但在使用过度通气时，首先要保持呼吸道畅通，保证氧供，并使用自由基清除剂，以减少因缺氧和高碳酸血症、氧自由基反应所致的血管反应低下。

（五）能量代谢学说

细胞能量代谢障碍是细胞毒性脑水肿发生的基础，同时亦引起和加剧血管源性脑水肿。临床观察发现，重型脑损伤后脑缺血缺氧的发生率高达30%，其中50%的患者合并低血压和低氧血症而加重脑组织缺血缺氧。

目前认为，脑损伤后脑组织为不完全性缺血缺氧，加之脑细胞能量储备很少，组织中葡萄糖进行无氧酵解，ATP 产生不足，乳酸产生增多，细胞内 pH 值下降，Na^+/H^+ 交换，使 Na^+ 进入细胞内。同时细胞膜 ATP 依赖的 Na^+-K^+-ATP 酶（钠泵）活性受抑制，排 Na^+ 作用减弱，Na^+ 大量贮存于细胞内，Cl 随之进入细胞内，使细胞内呈高渗状态，大量水分被动内流，发生细胞内水肿。

在不完全性缺血的同时，毛细血管内血流仍处于淤积状态，水分从血管内向外移动，脑组织含水量增加，合并血管源性脑水肿。

脑缺血缺氧可引起微循环障碍，触发 Ca^{2+} 超载及自由基反应等，加重细胞毒性和血管源性脑水肿。临床上采用能量合剂、亚低温和高压氧等治疗脑损伤均能使脑水肿减轻，证实能量代谢障碍是导致并加重创伤性脑水肿的重要因素。值得一提的是，在缺氧条件下若大量补充葡萄糖，由于增加了无氧酵解，加重脑组织酸中毒，足以使脑组织受损和脑水肿加重，应引起注意，因此，已不再用高渗葡萄糖作为脱水药。

创伤性脑水肿的发生机制是十分复杂的。上述的各种机制也并非孤立存在、单独起作用，而是相互影响、多种机制共同起作用的结果。如脑微循环障碍可加重缺血、缺氧，ATP 合成减少、血脑屏障破坏等。另外单胺类神经递质、谷氨酸、一氧化氮、缓激肽、内皮素、花生四烯酸等的增多也与创伤性脑水肿的发生与发展有关。

有人综合过去的研究，提出了关于创伤性脑水肿发生机制的新观点，即在创伤性脑水肿的发生与发展过程中，脑损伤即时引发的应激性、反射性的中枢神经递质的改变，似为脑水肿的启动因素。微循环障碍、脑缺血与缺氧导致一系列继发病理变化瀑布反应，其中神经细胞和微血管内皮细胞钙超载起着关键作用。

第三节　创伤性脑水肿的超微结构改变

在 20 世纪 60 年代，已有关于创伤性脑水肿的超微结构改变的早期描述。发现冷冻伤性脑水肿时胶质细胞及其突起明显肿胀，白质组织间隙增大。近年来的研究表明，在创伤性脑水肿早期，神经细胞水肿和血脑屏障破坏亦是一个重要方面。以下是我们在自由落体脑损伤模型中观察到的水肿区超微结构变化，按水肿发生的顺序逐一叙述。

（一）神经细胞

伤后 15 分钟，皮质神经细胞出现水肿改变，表现为神经细胞线粒体肿胀，可见脱颗粒，嵴结构尚清楚，内质网轻度扩张，神经细胞周围神经毡基本正常。伤后 30 分钟，上述改变加重，线粒体嵴结构模糊，内质网及高尔基复合体明显扩张，神经毡肿胀已明显。伤后 3～6 小时见神经细胞核膜皱缩，异染色质边聚。细胞内线粒体嵴消失，呈空泡化，内质网及高尔基复合体高度扩张，粗面内质网上核糖体显著减少。突触结构明显破坏。神经毡结构不清，仅见空泡化及较多的髓鞘结构，髓鞘分层不清，板层分离，间隙增宽。上述改变持续到伤后 72 小时。伤后 1 周，线粒体崩解，部分神经细胞核固缩，细胞器减少，髓鞘崩解，其余神经细胞结构大部恢复正常。

（二）胶质细胞

皮质星形胶质细胞于伤后 30 分钟至 1 小时出现水肿的超微结构改变，而且显著。于伤后 6～24

小时水肿改变最明显，表现为核染色质疏松变淡，异染色质边聚，胞质清亮，细胞器稀少，线粒体嵴结构不清、肿胀，进一步则空泡化，内质网扩张呈大泡样，微丝解聚，漂浮于胞质。核呈孤岛。因星形胶质细胞的改变较神经细胞突出，被视为创伤性脑水肿或血管源性脑水肿的典型改变之一。

少突胶质细胞和小胶质细胞超微结构基本正常。

（三）微血管与血脑屏障

1．内皮细胞

（1）线粒体：伤后30分钟，常见水肿区毛细血管内皮细胞线粒体肿胀，嵴模糊。伤后1小时，上述改变更加明显，内皮细胞肿胀，线粒体空泡化。

（2）胞饮小泡：伤后30分钟，内皮细胞管腔面不光滑，微绒毛和内皮小凹样结构形成增多，胞饮小泡活动增强。伤后1小时，胞饮小泡增多，大小不等，形式多样，呈圆形、椭圆形或管形。并可见到内皮细胞质内多个小泡相互融合，呈串珠状，形成贯通内皮细胞管腔面与基底面的通道，可能是血管内大分子物质快速进入脑实质的途径。胞饮小泡密度与血浆密度相同，应用辣根过氧化物酶（HRP）和胶体金微粒（5nm）等作为示踪物可见到示踪物进入胞饮小泡并被转运入脑实质。伤后3小时，可见到更多的HRP和5nm、10nm的胶体金微粒进入胞饮小泡转运入脑。伤后6小时尚可见到15nm的胶体金微粒通过胞饮小泡进入脑实质。上述改变持续到伤后72小时。说明胞饮小泡在脑损伤早期即可形成，将血浆成分转运到血管外而致血管源性脑水肿，胞饮作用贯穿在脑水肿形成的自始至终。

（3）紧密连接：伤后30分钟及至6～24小时，内皮细胞紧密连接逐步开大，并有5nm、10nm和15nm的胶体金微粒经此通过血脑屏障入脑。伤后24～48小时，可见内皮细胞局部坏死、穿孔，大量胶体金微粒涌入内皮细胞。

2．基底膜

伤后1小时，即可观察到毛细血管基底膜增厚、间隙增宽，密度变淡。部分基底膜呈虫蚀状，基底膜内充满胞饮小泡。上述改变随伤后时间的延长，渐趋明显，持续至伤后72小时。

3．星形胶质细胞足突

伤后30分钟，即可观察到胶质细胞足突肿胀，线粒体嵴结构模糊不清。伤后1小时，肿胀更加明显，线粒体空泡化，足突内可见到胞饮小泡。至伤后6小时，足突高度水肿，压迫毛细血管管腔，使管腔明显变窄，上述改变持续至伤后72小时。

第四节　创伤性脑水肿的防治

创伤性脑水肿可以早期出现在颅脑损伤之后，不论是原发性脑损伤、继发性脑损害，脑蛛网膜下隙出血和颅内血肿，也不论损伤是闭合性或开放性，还包括颅内感染并发症脑膜炎、脑脓肿等，都可能引起脑水肿或使之加重。如果脑水肿得不到控制，会使神经组织退变、萎缩，加剧神经功能障碍。而脑水肿引起的颅内压持续增高，最终可能导致脑疝，成为颅脑损伤早期死亡的主要原因之一。因此在颅脑损伤综合治疗中，早期防治脑水肿是很重要的一个环节。这是提出治疗的原则和方案。

（1）纠正和消除脑水肿的全身因素，特别是防治缺氧和纠正低血压、休克。在颅脑损伤急救和治疗的全程，必须保证呼吸道通畅，防缺氧，防窒息，维持有效的呼吸功能。为此，当患者处于呼吸障碍、呼吸衰竭时，需要采取调整体位，维持呼吸通畅，置口咽导管，紧急做气管内插管。国外资料，很重视院前急救，约有 1/3 患者在急救时，已做气管内插管或气管切开术。必须严密观察血压，纠正低血压与休克。早期的呼吸与循环复苏，应视为首要的关键。为此要实行严密的 ICU 监护。

（2）应用钙通道阻滞剂是颅脑损伤继发脑水肿的机制中主要环节，神经细胞钙通道开放与钙超载着手，及早应用钙通道阻滞剂，国内外常用者为尼莫地平。对昏迷患者，先采用静脉缓慢滴注给予尼莫地平 10mg，每日 2～3 次，总剂量 20～30mg，以后改为口服，每日 3 次，每次 30mg。对防治脑水肿和脑血管痉挛都有良效。

（3）脱水治疗：脱水治疗是治疗脑水肿的常用有效方法，效果确实，用药后发挥作用快。最好选用 20% 甘露醇 250mL 与速尿 20～40mg 伍用。甘露醇有利于消除血管源性脑水肿，速尿有利消除细胞毒性脑水肿，两药协同，提高脱水作用，而且有利于预防应用甘露醇后一时性颅内压反跳回升的反应。每日分几次给药。

在颅内压增高发生脑疝的危象时，紧急脱水治疗，对特急性血肿，瞳孔散大后 1 小时左右进行手术清除血肿和减压性手术，常能使垂危患者得到挽救。

在救治颅脑损伤的早期，要掌握好输液的问题。水分摄入过多，尤其是单位时间内大量静脉输液，将很快加重脑水肿。一般成人输液量控制在 1500～2000mL（30mL/kg 体重），输液量稍少于尿量加上不显性失水（每日约 1000mL）之和。但在热带高温下，要增加补液量。

补盐问题：脑水肿高峰期于伤后 1～3 日，一般不宜补盐。仅给 10% 葡萄糖。并认为输 5% 葡萄糖和补盐一样可能引起脑水肿。当出现低血钠时，应按尿钠值高低决定是否补钠。尿钠低至 200mmol/24h 可给予 5% 葡萄糖氯化钠溶液。

在整个颅脑损伤急性期，必须注意调整水电解质和酸碱平衡。还要注意纠正可能并发的血糖增高、糖尿症。

其他如氢氯噻嗪、乙酰唑胺、氨茶碱等和七叶皂苷钠，也有一定脱水作用。

（4）亚低温治疗：采用低温治疗创始于 50 年代。我国于 50 年代末推广应用冬眠药配合人工降低体温治疗重型颅脑损伤，称为冬眠低温治疗。近年来则用亚低温之词，替代冬眠低温，适用于救治重型颅脑损伤，不论术前与术后都可采用，使患者体温降低并维持在 32℃～34℃ 的亚低温水平。有医生对应用亚低温治疗颅脑损伤进行了系统的实验与临床研究。使这一治疗取得新的进展，并制订了亚低温治疗方案。综合亚低温的作用机制：①降低脑氧耗，减轻脑缺氧损害，减少脑组织乳酸堆积；②减轻血脑屏障损害；③减少钙离子内流引起的对神经元的损害；④抑制内源性毒性产物对脑细胞的损害；⑤减少脑细胞结构蛋白破坏，促进修复；⑥减轻弥漫性轴索损伤。

以上表明，亚低温治疗对重型颅脑损伤有良好的脑保护作用。当然，亚低温治疗不能代替其他治疗。在亚低温治疗过程中还应严密监护生命体征、神经症状、血气分析的变化，特别注意加强护理，保持呼吸道通畅，防止肺部感染并发症，防止寒战。

（5）其他：及时解除引起颅内压增高的其他不利因素，如蛛网膜下隙出血、颅内血肿、颅内感染、急性脑积水、急性硬膜下积液等，以解除颅内压增高的恶性循环。使患者平稳过渡到康复。酌用能量合剂，神经营养药物如脑活素（丽珠赛乐）、神经节苷脂（GM_1）等。同时注意多发伤休克的救治。在低血压休克的状态下，要及时补充液体和血液，维持正常血容量。

关于自由基清除剂，临床应用尚未推广。

第五章　出血性脑血管病

第一节　脑出血

脑出血是指原发于脑实质的非外伤性出血。占全部脑卒中的20%～30%。高血压动脉粥样硬化是其常见原因。

一、病因及发病机制

85%的脑出血是由于长期高血压和动脉硬化的结果。其常见原因如下。

（1）高血压。

（2）动脉瘤：囊状动脉瘤、真菌性动脉瘤、动脉粥样硬化性动脉瘤、海绵状动脉瘤。

（3）血管畸形：动静脉血管畸形、静脉性血管畸形、毛细血管扩张。

（4）脑淀粉样血管瘤。

（5）感染性血管瘤和血管炎。

（6）出血性梗死。

（7）颅内静脉血栓形成。

（8）Moyamoya 病。

（9）原发性和继发性颅内肿瘤如绒毛膜上皮细胞癌、黑色素瘤、肺癌、胶质瘤、少突胶质细胞瘤、脉络丛乳头状瘤。

（10）血友病和其他凝血因子病、血小板减少症、血小板减少性紫癜、弥漫性血管内凝血、肾功能衰竭、肺功能衰竭、蛇咬伤、白血病等。

（11）抗凝治疗、溶栓治疗、血小板凝集抑制药。

（12）单纯疱疹、钩端螺旋体、炭疽病、急性出血性坏死性肺炎、假性脑膜炎。

尸解可见脑深穿支动脉有粟粒状动脉瘤。其发生频率依次是大脑中动脉深穿支豆纹动脉、基底动脉脑桥支、大脑后动脉丘脑支、供应小脑齿状核及深部白质的小脑上动脉分支、顶枕交界区和颞叶白质分支。病理检查：出血侧半球肿胀、充血，血液可流入蛛网膜下腔或破入脑室系统，出血灶呈大而不规则空腔，中心充满血液或紫色葡萄浆状血块，周围是坏死组织，并有淤点状出血软化带，血肿周围的脑组织受压，水肿明显，血肿较大时引起中线移位，重者出现脑疝，胶质增生，小出血灶形成胶质瘢痕，打出血灶形成脑卒中囊。

二、临床表现

脑出血好发于 50～70 岁，男性多见。常在每年 12～3 月份或 7 月份气候骤变时发病。发病部位依次是：①壳核和内囊附近；②颞叶、顶叶或额叶的白质区；③丘脑；④小脑半球；⑤脑桥。

患者起病突然，多数患者感觉头痛、头昏，继之恶心、呕吐并出现偏侧肢体无力、意识改变，症状于数小时内达高峰，少数起病即昏迷，出血量大时短期内死亡。检查时可有躁动不安、嗜睡或昏迷、血压明显升高、瞳孔不等大、巴宾斯基征阳性。若血流进入蛛网膜下腔可有颈部阻抗、克氏征阳性。

内囊-基底节出血：局限于壳核、外囊和带状核者称为壳核出血，也称外侧型。出血局限于丘脑附近为丘脑出血，也称内侧型。如出血扩大到内囊的内、外两侧，则称为内囊出血（混合型）。内囊-基底节出血主要由于豆纹动脉破裂引起。检查可见一侧肢体瘫痪，肌张力降低，巴宾斯基征阳性，针刺瘫侧肢体无反应。如意识清可发现偏盲。瘫侧鼻唇沟浅，面颊松弛，鼓腮时该侧漏气，双眼凝视病灶侧。出血量扩大，昏迷加深，双侧巴宾斯基征阳性或去大脑强直，生命体征紊乱，呼吸停止，血压下降，心跳停止而死亡。内侧型出血多溃向脑室。外侧性出血症状常较轻，若出血量不大，可以幸存，遗有三偏症状或失语。

丘脑出血：由丘脑膝状体动脉和丘脑穿通动脉破裂所致。临床表现可根据出血大小，丘脑受损范围及其扩展方向而不同。出血只局限于丘脑外侧损害外侧核，可表现为表情淡漠、嗜睡、欣快、及尿失禁、病变对侧偏身感觉缺失等。血肿损及内囊可出现偏瘫，损及外侧膝状体出现对侧视野同向偏盲，损及中脑背侧常出现双眼向上凝视，瞳孔大小不等及眼睑下垂。偶见丘脑内侧核出血，血液直接破入脑室，其症状甚轻，甚至无意识障碍。出血量大可表现为四肢瘫痪、抽搐、去脑强直发作、瞳孔大小不等、呕吐、脑膜刺激征及高热症状。血肿压迫第三脑室，丘脑下部受损则有高热、脉搏细速、血压升高，常提示预后不良。

脑叶出血：多见于中青年患者，临床表现多种多样。①额叶出血，前额叶出血时无偏瘫，仅为表情呆板、反应迟钝、记忆力下降或精神异常，少数有摸索、强握现象；在运动区附近时出现单肢无力或轻偏瘫，双眼凝视病灶侧、失语，少数有癫痫发作。②顶叶出血，对侧偏身感觉障碍，以皮质感觉障碍为主，主侧半球时有表达性失语。③颞叶出血，主侧出现感觉性失语，可有精神症状如兴奋、记忆力下降等。④枕叶出血，有后枕部头痛，视物模糊，同相偏盲或象限盲。

脑桥出血：小量出血（出血灶直径在 1.0cm 以下）常为非致死性。意识可部分保留，有交叉性偏瘫或双侧瘫，双瞳孔缩小。出血量大时常迅速死亡。

小脑出血：发病率较低。小量出血时有眩晕和头晕，恶心、呕吐十分明显，后枕部头痛、眩晕、共济失调。出血量大时常在突然头痛后意识丧失，在小脑局灶性损害症状出现前即可死亡。

三、辅助检查

（1）CT 检查：发病后头颅 CT 立即可显示均匀高密度、团块状影，边界清楚。根据 CT 可以确定血肿部位、大小以及是否破入脑室，血肿周围有无低密度水肿带，脑组织移位及梗阻性脑积水等情况，选择合适的治疗方案。对临床症状进行性加重者应动态 CT 观察，提供及时的治疗信息。

（2）MRI 检查：血肿及周围组织的 MRI 表现，主要受血肿所含血红蛋白的变化影响。①超急性期（<24 小时）：血肿为长 T_1 长 T_2 信号，与脑梗死、水肿不易鉴别。②急性期（24～48 小时）：为等 T_1 短 T_2。③亚急性期（3 天至 2 周）：短 T_1 长 T_2。④慢性期（>3 周）：长 T_1 长 T_2 信号。随血肿缩小 T_2 加权最终形成裂隙状低信号带。

脑血管造影：对怀疑有血管畸形、血管炎、Moyamoya 病等可疑出血原因者应行 DSA 检查。查明病因，预防复发。

四、诊断要点

中老年高血压病患者，突然意识不清、肢体瘫痪或有呕吐，应考虑高血压脑出血。应注意与引起急性昏迷的全身性疾病相鉴别。如一氧化碳中毒、酒精中毒、化学及药物中毒、尿毒症、肝昏迷、糖尿病昏迷、低血糖、中暑等。当有昏迷、偏瘫定位体征时，立即头颅 CT 可明确诊断。

五、治疗

（1）一般性治疗：保持呼吸道通畅，避免缺氧，镇静止痛。对 3 日后仍不能进食者行鼻饲流质，保证足够营养，预防并发症发生。

（2）控制血压：降低颅压后血压会随之下降，若舒张压持续超过 120mmHg 给予降压药物，期间连续监测血压，以免太低，影响脑血流。

（3）控制脑水肿：因连续、反复多次应用甘露醇可导致病灶脑水肿加剧，因此宜用甘露醇、速尿、蛋白、甘油联合应用。因缓肌肽抑制剂可使脑水肿减轻，脑组织水和钠含量减少，临床亦可应用。急性期 8 万～12 万 U 静滴，病情好转后每日 2 万～4 万 U。

（4）止血剂：若发现有凝血障碍性疾病和出血倾向，则应根据凝血机制损害情况，有目的地经静脉或肌肉给予止血药物。

（5）手术治疗

适应证：①小脑出血一经诊断明确，即应及早手术治疗；②经内科保守治疗，病情继续发展，颅内压有继续增高趋势；③生命体征稳定或一侧瞳孔刚开始散大，血压呼吸平稳；④一般体质好；⑤无严重心、肺、肾功能障碍。

六、注意事项

脑出血预后不良，且出血部位、出血量及治疗方案的选择与预后有明显的相关性。故一旦确诊，应立即做头颅 CT 明确诊断。控制血压，避免血压波动太大，使舒张压降至 120mmHg 以下，常可降低脑出血后再出血的发生率。控制脑水肿，预防并发症的发生，对预后亦有重要作用。

第二节　蛛网膜下腔出血

蛛网膜下腔出血（Subarachnoid hemorrhage，SAH）是指颅内血管破裂，血液流入蛛网膜下腔。临床分为外伤性和自发性两类。后者又根据蛛网膜下腔的血液来源不同分为原发性和继发性。

一、病因及发病机制

蛛网膜下腔出血的原因很多，基本同脑出血，但最常见的原因是先天性动脉瘤、脑血管畸形、动脉硬化性动脉瘤。前两者可占 57%。尽管蛛网膜下腔出血的病因很多，但 Bonita 等认为仍有 15%病例经过各种检查，仍无法明确病因。其中半数患者在中脑周围局限性积血，故称之为中脑周围积血。

病理可见：①脑膜和脑反应血液流入蛛网膜下腔，使 CSF 红染，脑表面呈紫红色。血液在脑池、脑沟、脑内淤积，据出血灶近者积血愈多；出血量大时可逆流入脑室系统；由于重力作用，仰卧位时血液易积聚在后颅凹；颅内积血可产生占位效应，压迫周围脑组织；出血随 CSF 进入蛛网膜颗粒，使后者堵塞，产生交通性脑积水；多核白细胞、淋巴细胞在出血后数小时即可出现在蛛网膜下腔，3小时后巨噬细胞也参与反应，10小时后蛛网膜下腔出现纤维化；严重蛛网膜下腔出血者可伴有下视丘和心肌损害，提示 SAH 后自主神经功能紊乱。②出血后动脉管壁变化：典型血管收缩变化（管壁增厚、内弹力折叠、内皮细胞空泡变、平滑肌细胞缩短和折叠）以及内皮细胞消失、血小板黏附、平滑肌细胞坏死、空泡变、纤维化、动脉外膜纤维化、炎症反应等英气动脉管腔狭窄；目前虽然关于脑血管痉挛的病理变化存在分歧，即脑血管痉挛是单纯血管平滑肌收缩，还是血管壁有上述病理形态学改变，导致管腔狭窄；但较一致的意见为，出血后 3～7 天（血管痉挛初期）可能有异常平滑肌收缩所致）。随时间延长，动脉壁的结构变化在管腔狭窄中起主要作用。

二、临床表现

（一）诱发因素

约有 1/3 的动脉瘤发生于剧烈运动中，如用力、激动、剧烈活动后、咳嗽、用力大便、饮酒、性交等。吸烟饮酒也是 SAH 的危险因素。

（二）病史

单侧眼眶或球后痛伴动眼神经麻痹是常见的先兆。少数患者有偏头痛多发作的病史，或有头晕的先兆表现，也有无先兆和典型表现而突然死亡。

（三）典型表现

93％以上的患者是即刻，急性起病，但有 6％不到的患者为亚急性起病，数天后症状才十分明显。主要有下列症状和体征。

1. 头痛

是 SAH 最常见的主诉，占 80％～95％的患者，呈皮裂样剧痛，遍及前额、枕部，再延及颈、肩、腰背部和下肢等。

2. 恶心呕吐

大多伴有恶心，少数有呕吐，面色苍白、出冷汗。

3. 意识改变

半数以上的患者有意识改变，从嗜睡到昏迷均可。少数无意识改变，但畏光、淡漠、怕声响和振动等。

4. 精神症状

少数患者有精神症状，可在病后数小时出现谵妄、幻觉、精神错乱、木僵、定向障碍、虚构和痴呆。

5. 癫痫

6.2％～30％患者有癫痫，可以是 Jackson 癫痫、全身强直发作、全身性癫痫大发作。

6. 体征

（1）脑膜刺激征：在发病数小时至 6 天出现，但以 1～2 天最多见。是因为 SAH 刺激颈神经根、副神经和迷走神经等神经根。椎动脉和小脑后动脉刺激后造成反射性的颈肌防御强制，颈和腰骶硬膜感觉从受刺激等因素造成。

（2）眼底出血：表现为玻璃体膜下片状出血，多见于前交通动脉瘤破裂，因 ICP 增高和血块压迫视神经鞘，引起视网膜中央静脉出血。此征有定位意义，因为在 CSF 恢复正常后它仍存在，是诊断 SAH 的依据之一。

（3）局灶体征：通常缺少。可有一侧动眼神经麻痹、单瘫或偏瘫、失语、感觉障碍、视野缺损、单侧或双侧锥体束征。是由于原发病灶或血肿占位效应即脑血管痉挛所致。

（四）非典型表现

（1）少数患者起病时无头痛，表现为恶心、呕吐、发热和全身不适和疼痛，另一些患者表现胸背痛、腿痛、视力和听力突然丧失等。

（2）老年人头痛少（＜50％），且不明显；意识障碍多（＞70％）且重；颈硬较 Kernig 征多见。

（3）头痛少见，但一旦出现应引起重视；常伴系统性病变，如主动脉弓狭窄、多囊肾等。

三、辅助检查

（1）头颅 CT：是目前诊断 SAH 的首选检查。作用在于：①明确 SAH 是否存在及程度，提供出血部位的线索；②增强扫描有时能判断出血原因如显示增强的 AVM 或动脉瘤的占位效应；③能了解伴发的脑内、脑室内出血或阻塞性脑积水；④随访治疗效果和并发症的发生。CT 检查的敏感度取决于出血量和出血检查的时间。病后 1 小时有 90％以上病例能发现 SAH 的积血，5 小时后85％，1 周后 50％，2 周后 30％。但应注意不能仅依据蛛网膜下腔的高密度确诊 SAH。因为许多脑膜炎，尤其化脓性脑膜炎也有类似的表现。故应结合临床。

（2）脑脊液检查：腰穿脑脊液检查是诊断 SAH 的重要方法，但由于腰穿是创伤性检查，且有可能诱发再出血和加重神经功能障碍危险，应权衡利弊并取得家属同意。

（3）头颅 MRI：对后颅凹、脑室系统少量出血以及动脉瘤内血栓形成，判断多发动脉瘤中破裂瘤体等，MRI 优于 CT。缺点是价格贵、操作不便。

（4）脑血管造影：目前脑血管造影仍是诊断本病的金标准。脑血管造影是否引起神经功能损害加重，如脑缺血、动脉瘤再次破裂，目前尚无定论。造影时机：由于导管技术和导管材料的不断进步，有人认为发病后可随时进行，但由于血管痉挛易发生在 SAH 后 2～3 天，7～10 天达高峰，再出血时间也在此范围，故多数学者仍主张脑血管造影宜早或宜迟，即出血 3 天内或 3 周以后进行。

（5）CTA：是近年他现的一种无创脑血管造影方法，应用于：①CT 检查疑动脉瘤者；②未治疗动脉瘤的随访；③SAH 做 DSA 阴性或急诊患者病情不允许做 DSA。CTA 的灵敏度95％，特异性72％。

四、诊断要点

首先要明确是否脑卒中，出血性脑卒中是否为 SAH。根据突然发作的剧烈头痛，有意识障碍，脑膜刺激征，应高度怀疑 SAH，应及时 CT 检查，必要时腰穿以明确。并应与脑出血和其他的缺血性脑卒中相鉴别。还应与各种脑膜炎和脑膜病相鉴别，也应与昏迷的其他疾病相鉴别。

诊断明确后行 MRA、CTA 或脑血管造影查找 SAH 的原因。

诊断中应注意 SAH 后可以造成脑血管痉挛，继发脑梗死造成病情好转后突然加重，而不是再出血。

五、治疗

1．病因治疗

是 SAH 的根本治疗。动脉瘤的夹闭不仅能防止再出血，也能为以后的血管痉挛治疗创造条件。

2．一般性治疗

绝对卧床 4～6 周，保持安静，避免用力咳嗽和大便，并保持水电解质平衡等。

3．止血

由于抗纤溶治疗能促使脑血栓形成，延缓蛛网膜下腔中血块的吸收，从而易诱发缺血性神经并发症、脑积水等。故有人主张抗纤溶与钙拮抗剂联合应用，既可减少再出血，又可缓解脑血管痉挛。常用药物有①6-氨基己酸（EACA）：16～24g/d 静脉滴注，给药 3～7 天病情平稳后改 6～8g/d 口服，直至造影或手术。②止血环酸（凝血酸）：比 EACA 作用强 8～10 倍，且有消毒作用。应用剂量 2～12g/d，与抑肽酶（30 万～40 万 U）联合应用，疗效优于单独应用。

4．控制颅内压

甘露醇、甘油、速尿等均可选用。但当颅内压低于正常时有诱发再出血可能。

5．症状性脑血管痉挛（DID）的防治

目前症状性脑血管痉挛的治疗效果不佳，应重在预防。防治过程分五步：①防止血管痉挛；②纠正血管痉挛；③防止脑梗死，防止由血管狭窄引起的脑缺血损害；④纠正脑缺血；⑤防止脑梗死。

（1）扩容、升压、血液稀释治疗：此法既可用于预防，也可治疗血管痉挛。扩容维持中心静脉压在 1.06～1.33kPa（8～10mmHg）或肺动脉楔状压在 1.6～1.86kPa（12～14mmHg），并采用药物适度升高血压，使血压正常升高 5.32～7.98kPa（40～60mmHg）；维持血球压积在 30％左右，有效减少血管痉挛发生。但上述方法宜在动脉瘤夹闭后使用，以免诱发再出血等并发症。

（2）钙离子拮抗剂：尼莫地平是目前临床应用较为广泛的钙离子拮抗剂，可用来预防和治疗血管痉挛。常用剂量为 24～48mg/d，持续静滴，7～10 天为一疗程。病情平稳后改口服 60mg/d，3/d。

（3）重组组织纤维蛋白酶原激活剂（r-tpA）：近年来 SAH 方面带来观念性的改变是由原来使用抗纤溶药物以防止再出血，改为使用尿激酶和 r-tpA 等纤溶药物，以减少脑缺血发生。一般在动脉瘤夹闭后，清除基底池血块，经导管作基底池缓慢滴注和引流。

六、注意事项

（1）迟发性缺血性障碍（DID）：又称症状性脑血管痉挛。主要临床表现为：①前驱症状，SAH 的症状经治疗或休息而好转后又出现进行性加重，血白细胞持续性增高、持续发热。②意识由清醒至嗜睡或昏迷。③局灶体征，取决于缺血部位。如颈内动脉和大脑中动脉分布区，可出现偏瘫伴或不伴感觉减退或偏盲。大脑前动脉受累可出现识别或判断能力降低、下肢瘫，不同程度意识障碍，无运动缄默等。椎-基底动脉者则引起锥体束征、脑神经征、小脑征、植物神经功能障碍、偏盲或皮质盲等。上述症状多发生发展缓慢，经数小时或数天才达高峰，持续 1～2 周后逐渐缓解，少数发展迅速，预后差。

（2）血管造影时机选择：由于脑血管痉挛易发生在 SAH 后 2～3 天，7～10 天达高峰，再出血好发时间也在此范围，因此多主张脑血管造影宜早宜迟，即出血 3 天或 3 周后。

第三节 中脑周围非动脉瘤性蛛网膜下腔出血

中脑周围非动脉瘤性蛛网膜下腔出血（PNSH）占所有蛛网膜下腔出血的 10%，相应的发病率为 6/100 万人年，占全脑血管造影阴性病例总数的 2/3，性别对发病率无明显影响，可发生于 20 以上任何年龄的患者，与动脉瘤性 SAH 相似，大多数在 40～60 岁时发病。危险因素有高血压和妇女吸烟。

一、病因及发病机制

自发性蛛网膜下腔出血（SAH）的发病率约为 6/10 万人年。SAH 主要为颅内动脉瘤破裂出血所致。大约 15% 的 SAH 患者的早期全脑血管造影不能发现任何病变，这部分患者的预后虽较动脉瘤性 SAH 的预后为好，但仍可能由于再出血，脑缺血等原因而导致残废和死亡。因此对早期全脑血管造影不能确定出血来源的患者，必须重复进行脑血管造影检查，即使这样，仍有部分患者出血原因不明。

1985 年荷兰神经病学家 van Gijn 和放射学家 van Dongen 通过反复的临床观察和 CT、DSA 检查提出了一组临床表现平稳、放射学独特的 SAH 类型——中脑周围非动脉瘤性蛛网膜下腔出血（perimesencephalic nonaneurysmal subarachnoid hemorrhage，PNSH），并推测：患者头痛起病缓慢，无意识障碍，预后良好，无再出血及脑缺血，邻近的视交叉池、脑实质及脑室内无出血，出血来源可能是静脉性或毛细血管渗血。近年来，越来越多的神经科学家认识了 PNSH，并提出了各种可能的出血来源：Rosenthal 基底静脉及其分支撕裂，桥脑前纵静脉、后交通静脉或脚间窝静脉出血，豆纹动脉或丘脑穿动脉渗血，脑干隐性动静脉畸形，脑干海绵状血管瘤，颈部硬脊膜动静脉瘘等。

二、临床表现

PNSH 的主要症状是突然发作的头痛，呈渐进性，在几分钟内逐渐增强而不是几秒钟，此点不同于动脉瘤性 SAH 所致的突发剧烈头痛。无意识丧失及局灶性神经症状，不以癫痫发作起病。可有恶心、畏光、颈强直，所有患者的 Hunt 和 Hess 分级均为 I 级或 II 级。实际上大多数患者入院时除头痛外无其他症状，仅凭临床表现难以同动脉瘤性 SAH 相区别。

PNSH 的并发症如下。

（1）再出血：有学者统计了 1985—1999 年文献中已报道的 290 例 PNSH，最长随访 8 年，无再出血的报道。1999—2002 年文献中又报道了 120 例 PNSH 仍无再出血的报道。

（2）脑血管痉挛：在脑血管造影阴性的 SAH 中脑血管痉挛的比例是 0～31%，有学者统计了文献报道的 169 例 PNSH，仅有 3 例脑血管痉挛，且都发生在脑血管造影以后。PNSH 极少发生脑血管痉挛的原因可能是静脉血中不含有像动脉血一样的可以引起脑血管痉挛的成分。

（3）脑积水：PNSH 时部分患者脑室轻度扩大，多可自行缓解，不需行分流手术。在一组 20 例 PNSH 的回顾性研究中，发现了 3 例轻度的、一过性的脑积水，一周后自行缓解，无一例需行分流手术。脑积水的原因可能是脑脊液循环在小脑幕切迹缘处受阻，环池周围薄层出血被脑脊液冲洗掉以后，脑室即恢复了原来的大小。

三、辅助检查

第三代头颅 CT 能清楚地显示中脑周围脑池，有经验的放射科医生容易根据头颅 CT 检查确定 PNSH。92% 的 PNSH1 周后头颅 CT 检查已无蛛网膜下腔出血表现。血液在蛛网膜下腔的重新分布和吸收，在几天内可能会改变 SAH 的类型，近 10% 的椎基底动脉瘤破裂后血液在蛛网膜下腔的积累可能会与 PNSH 类型很相似。PNSH 中发现椎基底动脉瘤的可能性是 4.0%，脑血管造影出现过敏反应、肾功能衰竭等并发症的可能是 4%～7%，导致永久神经功能障碍和死亡的风险是 0.74%～2.6%，似乎不必让 95% 无动脉瘤，预后良好的患者去承担重复脑血管造影的风险。

四、诊断要点

（1）无严重的高血压及滥用可卡因，无先兆性头痛，发作时无意识丧失，无神经系统定位体征。

（2）头颅 CT 平扫检查必须在发病后 3 天内完成，＞3 天，基底池的出血可能会被脑脊液稀释。

（3）出血位于特定的解剖部位，出血只位于脚间池或桥脑前池基本可诊断。若出血越过 Liliequist 膜，进入视交叉池、侧裂池或纵裂池，除非少量，否则诊断要小心。

（4）技术充分的 4 条血管的脑血管造影，多个角度投照。

五、治疗

以往脑血管造影阴性的 SAH 患者需绝对卧床休息 6 周，给予镇静，镇痛，抗纤溶，扩容、升压、血液稀释治疗等措施以防再出血和脑血管痉挛。PNSH 患者不需强制性卧床和限制活动，无需过分控制血压，不用钙通道阻滞剂。住普通病房，一般对症治疗，同时告知患者所患疾病预后良好，能重新进行病前活动，远期生活质量很高。

六、注意事项

PNSH 患者临床表现平稳，放射学检查独特，预后良好，无再出血及脑缺血。正确诊断 PNSH 可以缩短住院时间，减少重复脑血管造影及开颅手术探查，节省医疗资源，减轻患者思想负担，具有良好的社会效益和经济效益。

第四节　出血性脑梗死

出血性脑梗死（Hemorrhagic infarction，HI）在发生缺血性脑梗死后，由于血管壁缺血、缺氧而致血管壁通透性增强，此时血管再通时，则可能发生向脑内渗出或出血，称之出血性脑梗死。近年来由于抗凝和溶栓药物广泛应用，加之头颅 CT 扫描和 MRI 的广泛应用，出血性脑梗死发病率明显提高，并引起高度重视。

一、病因和发病机制

目前认为 HI 的发生机制与血栓溶解、闭塞血管恢复血流再灌注有关。①动脉血栓或栓子破裂、溶解或梗死区血管麻痹扩张后，栓子被血流推向远端，使血管再通。②梗死区毛细血管缺氧及代谢产物、血管活性物质如组织胺等刺激梗死区毛细血管麻痹扩张，管腔内压力降低，血流从小静脉及吻合血管流入受损的毛细血管中。③大面积脑梗死或梗死区血肿明显，使周围血管受压、血流缓慢性淤滞，当水肿减轻后，侧支循环建立，水肿压迫损伤的血管又恢复动脉灌注，脑梗死后血管远端发生缺血性损害，使通透性明显增高，当恢复血流再灌注后血流渗透性明显增高，当恢复血流再灌注后血流渗出，产生 HI。

二、临床表现

HI 的临床表现与病灶大小和出血程度有关。小灶渗出性出血可无显著改变。病灶较大且出血严重尤其是血肿型，往往使病情加重。使原有的意识障碍、颅高压、肢体瘫痪加重或出现新的体征。此时应进行腰椎穿刺或影像学检查，可进行头部 CT 或 MRI 扫描进行确诊。有的缺血性卒中，虽无病情恶化，但经过一段时间治疗不见好转时，也应警惕 HI，及时检查以明确诊断。

HI 发病时间报告不同，Liddl 最早报告，脑栓塞 24～48 小时后病灶区出现红色软化灶。国内有人报告 HI 时间最短在 18 小时，最长可达 60 天。大多数学者认为病后 1～2 周发病率最高。

三、辅助检查

（1）腰穿：脑脊液呈血性或黄变。有时腰穿脑脊液的改变比 CT 扫描更敏感。脑脊液红细胞数量<1000/mm³，CSF 外观可清亮，但红细胞计数敏感性强。HI 可破坏血脑屏障，血清/脑脊液蛋白比值下降。

（2）脑血管造影：颈动脉造影可见脑动脉主干或分支不显影，或受压移位血肿占位效应改变，对比出血前后造影结果，可发现原闭塞血管再通。

四、诊断要点

对于脑梗死患者要密切注意病情变化，及时和必要的 CT、MRI 复查是确诊的重要依据。

五、治疗

（1）在治疗缺血性脑卒中患者应用抗凝药物应慎重，避免和减少再出血的机会，对于应用抗凝药物引起的 HI，应立即停用抗凝剂，给予中性治疗。如果血肿较大，可按脑出血治疗。

（2）出血期间应避免行血管架桥术，病后 4 周 CT 扫描阴性可考虑手术。有人报告采用血肿清除后大网膜块颅内移植术有效。

六、注意事项

严格掌握抗凝和溶栓药物的适应证和禁忌证，是避免医源性出血性脑梗死的重要措施。

第六章　高血压脑出血微创穿刺清除术的治疗

第一节　脑基底节区出血

一、概述

基底节区是位于大脑基底部白质内的多个神经核团聚集区域。包括豆状核、尾状核、屏状核和杏仁核。豆状核又包括壳核和苍白球。这些核团及其周边区域称为基底节区，位于岛叶内侧，侧脑室外侧，是高血压脑出血最常见的出血部位。该区不仅包括上述核团，还包括上述核团附近的白质，如内囊、外囊和最外囊。杏仁核连接于尾状核的末端，虽属于基底节，但与上述区域距离较远，未被划入基底节区。丘脑虽在解剖上不属于基底节区，但丘脑出血量较大时经常累及内囊甚至基底节核团。

二、病因

供应基底节区的血管主要有大脑中动脉的穿支豆纹动脉、大脑前动脉的分支 Heubner 返动脉、后交通动脉的穿支乳头体前动脉等。这些动脉的破裂导致基底节区出血。上述穿支动脉与母动脉几乎成直角，并且二者管腔直径差距较大。长期高血压形成的血流动力学压力，以及脑血管本身弹力纤维层发育差导致母动脉与穿支的分叉部微小动脉瘤形成，体力活动及气温变化等因素诱发其破裂引起脑出血。高血压是导致该部位出血的最主要原因。但临床上仍有部分患者的出血原因无法确定。年轻患者脑出血要排除动静脉畸形、烟雾病、动脉瘤等。其他不常见的出血因素还有：凝血障碍、血液病、血管炎、脑肿瘤、感染、静脉血栓、外伤性、药物相关性如抗凝、溶栓、妊娠相关性、手术相关性等。淀粉样变性脑出血更常见于脑叶出血。

三、临床表现

基底节区脑出血症状包括颅内压增高症状和局灶性神经功能缺失症状。颅内压增高引起头痛、恶心、呕吐、意识障碍，甚至脑疝。局灶神经症状与血肿累及的范围密切相关。血肿累及内囊后肢会损害丘脑中央辐射、皮质脊髓束、视辐射引起对侧偏身感觉障碍，对侧偏瘫，对侧同向性偏盲，即"三偏"症状。血肿累及内囊膝部损害皮质核束引起面神经和舌下神经的核上瘫。血肿累及额中回后部皮层下白质，损害凝视中枢的传导，引起双眼向血肿侧凝视，即所谓"脑出血双眼看病灶"。血肿累及优势半球语言中枢皮层下白质，可引起运动性失语、感觉性失语或混合性失语。非优势半球出血可有体象障碍、失认症等。尾状核出血少有定位体征，但血肿易从额角破入侧脑室，引起颈强直，易与蛛网膜下腔出血混淆。若引起梗阻性脑积水，则进一步加重颅内压增高，病情恶化迅速。

四、CT 表现特点

急性期出血表现为脑基底节区边界清楚的高密度占位病灶，有压迫侧脑室、中线移位等占位效应。血肿 CT 值多在 60～80Hu 之间。局限性壳核、外囊出血者，形状多呈肾形，不稳定血肿可呈菜花样不规则形。可以从额角或枕角破入脑室引起继发性脑室出血，凝血块阻塞脑脊液通路引发阻塞性脑积水，或出血可破入蛛网膜下腔。利用 CT 软件可以勾画血肿轮廓得出血肿平均 CT 值和面积。根据 CT 上显示血肿形成的部位可分为外侧型和内侧型，壳核出血又可分为五型。这种分型对微创穿刺术并无实际指导意义。

五、颅内血肿微创穿刺清除术治疗

1. 手术指征

（1）依据全国脑防办主持的 A 课题结论，基底节区出血手术指征为≥25mL。

（2）脑基底节区出血破入脑室，致 CSF 循环受阻致阻塞性脑积水颅压增高者。

（3）颅内血肿出血量虽然未达到手术指征，但出现严重神经功能障碍者。

（4）大量出血导致脑疝、危及生命的，可立即行 MPST，以解除或缓解脑疝。这种治疗可作为急性颅内血肿开颅手术前的重要施救措施，为开颅手术赢得时间。

（5）对于全麻耐受能力差的高龄患者，MPST 是最佳适应证。对于<45 岁的患者应该尽可能地通过 CTA、MRA、DSA 等检查明确病因，排出动静脉畸形和动脉瘤的可能。

2. 手术时机

发病时间越长，血肿自行液化越充分，越有利于抽吸。但是发病时间越长，血肿周围脑组织的继发病理损害越重。根据脑防办组织的 C 课题的研究结果，表明超早期（发病后 6 小时内）手术并不增加再出血率，手术时间越早，患者恢复日常生活活动能力的概率越大。因此，最佳手术时机为发病 6 小时内。

但是超早期手术存在活动性出血或再出血的危险，所以，实行超早期 MPST 治疗脑基底节区出血，必须对血肿状态有准确判断，对出血在继续，血肿在扩大者应慎重。对于一般状况较好的患者，最好待血肿稳定后再进行微创穿刺治疗，更能保证医疗安全。

因种种原因未及时手术者，虽然经内科治疗生命体征平稳，但仍有不同程度意识障碍，复查 CT 显示颅内血肿仍有占位效应，中线结构移位，即使在发病 3 天后也要积极实施本技术治疗，由于血肿自行液化较好、易于清除，罕有继发出血者。

3. 手术方法

（1）根据 CT 定位颅表穿刺点，测量颅表穿刺点与血肿中心的距离，选择长度合适的穿刺针，基底节区血肿一般应用 55mm 穿刺针。依据血肿部位、血肿体表定位确定准确的进针方向，并在头皮上标出。不论应用何种定位方法，进针的方向需要良好的解剖学基础和颅内主要结构的立体概念。

（2）全头剃发备皮，在手术室或专用治疗室严格无菌条件下进行，常规碘酒、乙醇消毒皮肤，2%利多卡因局麻，若患者躁动不安，镇静剂控制不住时，可以静脉麻醉。为了保证穿刺方向的准确，开始穿刺时一般暂先不铺洞巾，待穿刺成功后再铺洞巾。

（3）需要强调的是，连接侧管的抽吸只用 5mL 注射器，要轻柔缓慢抽吸，只要颅内压下降到正常水平，即引流管液面距颅中心高度低于 15cm，应该停止抽吸，改用"等量置换"的方法进行剩余血肿的清除。

（4）手术即将结束时，经血肿冲洗器血肿腔内注入含尿激酶（有条件者最好应用 rtPA 剂）30000～50000U 的生理盐水 2～3mL 液化血肿，保留 2～3 小时后放开引流。

（5）术后 12 小时内复查 CT 评价剩余血肿量，若剩余血量较大可重复上述步骤穿刺第二针，或进行每天 2～3 次的冲洗引流。每天操作要保证无菌操作。

关于血肿靶点的选择，多为血肿最大层面的中心点。对于破入脑室的血肿和 CT 值不均匀的血肿穿刺靶点可调整到有利于血肿抽吸的特定位置。

4. 结论性推荐意见与注意事项

（1）25～80mL 基底节区血肿适合微创穿刺术。

（2）穿刺基底节区血肿时要避开外侧裂血管。

（3）穿刺针刺透头皮后可平移几毫米，再钻透颅骨。这样拔针后骨孔和皮孔不重合，可以避免脑脊液漏。但必须保证穿刺靶点的准确性。

第二节　丘脑出血

一、概述

高血压脑出血 80％在幕上，20％在幕下，丘脑出血多因大脑后动脉深支-丘脑膝状动脉及丘脑穿通动脉出血，出血后血液可向内囊及脑室（侧脑室或三脑室）侵入，丘脑出血血液侵入脑室发生率可高达 40％～70％。由于丘脑位于大脑深部结构前为下丘脑，与垂体相近，下紧靠中脑等脑重要结构，因而可认为是高血压脑出血中病情较重、变化较复杂、治疗相对困难的疾病。如按传统开颅手术清除血肿方式救治，因丘脑血肿位置深，因直接开颅手术清除血肿所带来的新一轮医源性脑损伤较严重，术后脑水肿反应相对较重而持久，而且术后再出血的概率高，因而伤残和死亡率（53％）都相对较高，近 10 年来很少有人采用。如采用脑室引流为主的手术治疗方法，又不能解除丘脑血肿对周围脑组织的压迫和破坏，因此也不能太大地提高抢救成功率和明显改善患者的生存质量，以往使用硅胶管引流，其引流效果亦不很理想，脑积水及脑室积血也不能及时清除，因此长期以来，丘脑出血的治疗一直是临床上十分棘手的问题。

近年来临床上广泛采用一次性使用颅内血肿清除套装系列针具，不用开颅，用微创针直接穿刺清除丘脑深部血肿，取得了突破性进展，因而大大提高了丘脑出血抢救成功率和患者生存质量。

二、病因

丘脑出血占高血压脑出血的 8％～30％（大宗的病例报告为 10％）。由高血压动脉硬化粟粒样动脉瘤破裂引起的丘脑出血占84％。其他的原因有脑血管畸形、丘脑肿瘤出血等。

三、临床诊断要点及临床表现

1. 临床诊断要点

（1）患者多有高血压，血压控制不佳，起病突然，常伴呕吐，可为咖啡样物质。

（2）丘脑性感觉障碍：对侧半身深浅感觉减退，感觉过敏或阵发性疼痛。

（3）运动障碍：出血累及内囊可出现对侧肢体瘫痪，下肢多重于上肢。

（4）丘脑性失语：言语缓慢而不清、重复言语、发音困难、复述差。

（5）丘脑性痴呆：记忆力减退、计算力下降、情感障碍、人格改变。

（6）眼球运动障碍：眼球向上注视麻痹、常向内下方凝视。

2．临床表现

丘脑出血后的临床表现取决于丘脑出血的部位、血肿大小及是否破入脑室，并且与视丘下部损伤和是否发生脑积水有关。

由于丘脑的供血动脉起源于中央穿支小动脉，血管口径小、压力低，血管破裂后形成血肿的量较小，可以不具有大血肿样的占位效应，病程早期临床症状表现可能较轻；如丘脑出血量大，血肿可直接压迫、破坏视丘下部和中脑等重要结构，发病早期即可出现昏迷、去大脑强直、脑干功能衰竭等表现。

不同种类的进展型丘脑血肿，由于血肿破入方向不同，可产生不同的神经系统神经功能缺失症状与体征。

（1）外侧核出血由于其破裂血管较粗大，因此形成的血肿较大，虽离中线结构较远，它主要向外突破入内囊，造成不易恢复的偏瘫。

（2）内侧核血肿局限于丘脑内侧，出血常破入第三脑室和侧脑室，内囊损伤相对轻，此型可不易引起偏瘫。

（3）但由于血肿可波及中线结构的视丘下部与中脑，或导致脑室积血积水、颅内高压，其结果也可使损害向深部和中线扩展，将构成对脑干和生命中枢的威胁，将危及生命。

（4）内侧核型出血当引起脑室积血、脑积水、颅内高压时，则可能引起脑中线结构损伤和中央型脑疝。

（5）全丘脑出血型，血肿可同时向内囊、穿破脑室系统，此型血肿量超过 10mL，血肿不但破坏全部丘脑，如血肿内囊扩展引起"三偏"症，如进一步扩展，可破入脑室，形成脑室积血、积水，引发颅内高压；如血肿向丘脑下部扩展、直接破坏视丘下部和中脑，可并发中枢性高热，这类血肿如未得到及时救治，其死亡率高、生存质量极差。

（6）全丘脑型大血肿常并发脑干、视丘下、丘脑底和中脑上部损害使患者，长时间昏迷，并出现多种并发症，救治更困难。

四、丘脑出血的 CT 特点

1．局限型

（1）外侧核出血（丘脑膝状体动脉破裂）。

（2）内侧核出血（由丘脑穿动脉破裂所致）。

2．进展型

（1）出血来自丘脑，但不局限于丘脑，并由丘脑向侧脑室、或向内囊穿破。出血引起脑室内积血或内囊损伤，容易引起脑积水和颅内高压。

（2）全丘脑型出血引起全丘脑破坏，血肿还向侧脑室、内囊、丘脑下部扩展。这类血肿产生偏瘫、脑积水和颅内压增高、引起视丘下部甚至中脑损害。

五、颅内血肿微创穿刺清除术治疗

MPST 因其微创穿刺清除血肿快、术中脑创伤轻微、术后原则上不引发新的脑水肿反应、只要按规范操作，术中、术后再出血的概率较低，因而是对丘脑血肿进行清除救治中最适宜、最有效的方法。但前提是必须进行 CT 引导，标志物两点定位，确保对丘脑血肿进行准确定位，必要时还需用 WTF-1 型颅内血肿微创清除术辅助定位器，进行精准定位穿刺，尽快清除颅内血肿，迅速缓解颅内压，为及时挽救患者生命、为最大限度提高患者生存质量提供科学保证。

重症丘脑出血微创穿刺治疗的目的在于早期并快速清除血肿，及时消除因血肿造成的占位与压迫效应，减轻血肿对内囊、视丘下部的破坏，最大限度地保护神经功能。与此同时，当脑室积血导致脑积水时，同时应不失时机地清除脑室积血，解除脑积水；对重症患者，特别要强调应及时地解除血肿及脑积水对丘脑下部的压迫作用，避免加重视丘下部的进一步损伤，只有采用单针或双针进行 MPST 的紧急救治，才能及时有效地降低颅内压，迅速解除血肿对重要脑组织、神经中枢的压迫，收到良好的治疗效果。

1．手术指征

（1）小量的丘脑出血（10mL 以下）并非少见，出血量少可以没有明显的神经系统阳性体征或体征较轻，无需手术治疗。

（2）凡进展型及全丘脑型出血，引起脑积水、颅内高压，丘脑血肿较大（10mL 以上），或伴有视丘下部损伤者，都应在第一时间内积极采用 MPST 治疗。

（3）如丘脑血肿偏小，但破入脑室，引起脑积水者，可做脑室穿刺引流。

2．手术时机

对丘脑出血的重症患者，多采用早期手术，应赶在发生致命性的继发性脑损伤之前，特别是发生脑疝之前，及时采用 MPST 清除丘脑及脑室内血肿，迅速缓解颅内压。

3．手术方法

（1）手术操作应尽量减轻对丘脑的刺激，丘脑是低级的感觉中枢，对各种刺激非常敏感，不适当的手术操作可能引起不良的脑-内脏反应。因此，丘脑出血 MPST 治疗时，要选用常温生理盐水冲洗液。血块液化剂仅限于使用尿激酶，每次用量酌情控制在 30000～50000U，脑室内尿激酶每次用量控制在 30000～50000U。特别强调在整个抽吸、引流过程中，要确保颅内压平稳下降，严防引发新的脑减压性损害。

（2）当脑室引流针或血肿微创穿刺针与脑室相通时，引流物主要为稀薄的血性脑脊液时，应将引流管口位置适度抬高，以维持颅内压平稳过渡，严防因过度引流而引发低颅压综合征。

（3）对于伴有铸型性脑室出血严重的丘脑血肿，术中采用多靶点穿刺，原发丘脑血肿加单侧或双侧脑室穿刺，以增加冲洗、液化、引流的工作面，术中还可适当采用对口冲洗方法，这样可能会加速颅内血肿液化清除。

4．结论性推荐意见与注意事项

（1）丘脑血肿穿刺术前必须在 CT 引导，标志物两点定位法进行准确定位穿刺，对丘脑小血肿的穿刺，均应在 CT 引导，标志物两点定位法的基础上，安装 WTF-1 型颅内血肿微创清除手术辅助定位器，然后进行三维立体定向穿刺，确保对丘脑小血肿精准穿刺，清除血肿。

（2）丘脑血肿微创穿刺针穿刺到位后，只可用 5mL 注射器，用 0.5～1mL 的负压进行缓慢抽吸，忌暴力抽吸，使用针型冲洗器冲洗时，每次抽取常温生理盐水 3mL，适度用力、缓慢冲洗，同样忌暴力冲洗，其意是最大限度减少对脑深部结功能的干扰和损害。

（3）出血以丘脑为主，伴少量血液破入脑室，未造成脑脊液循环梗阻者，可使用单针直接穿刺丘脑血肿，而破入脑室的淤血，同样可通过尿激酶的液化作用，逐步予以清除。

（4）对于重症型丘脑出血进行微创穿刺清除血肿时，应特别监护和维护生命体征及各系统功能，防治各种并发症。注意颅内压的调控和平稳过渡，同时应维持内环境稳定，增强营养，以及进行早期功能锻炼等。只有这样才能最终获得既保全生命，又最大限度地提高患者的生存质量等较为理想的治疗效果。

第三节　脑叶出血

一、概述

脑叶出血，又称皮层下出血，是指发生在脑皮质下白质的出血。约占高血压脑出血的 10% 左右，其发病率仅次于基底节出血。老年非原发性高血压患者常见为脑动脉淀粉样变性（CAA），中老年因动脉瘤破裂、年轻人多因脑血管畸形出血等引起。出血以顶叶最常见，其次是颞叶、枕叶和额叶，也可出现多发性脑叶出血。脑叶出血血肿位置浅，临床过程不如壳核、丘脑等脑深部血肿所表现的那样严重，症状体征相对较轻，2/3 的患者无明显意识障碍，并发症较少发生，采取积极、恰当的治疗措施，预后总体良好。

二、病因

文献报道脑叶出血的主要原因仍然为高血压动脉硬化，国外报告为 30%～45%，国内报告为 58%～67%，发病年龄一般在 50～70 岁，多有高血压病史和发病时血压升高，出血部位顶叶居多。其发病机制、病理和基底节区出血相同。

60 岁以上无原发性高血压病史发生的脑叶出血，多因脑血管淀粉样变（CAA），占老年人脑出血的 10%、其病变多累及皮层和软脑膜的小动脉，由于脑小动脉发生淀粉样变性，具有血管收缩功能的血管中层被淀粉样物质取代，血管失去收缩能力，使血管壁易碎极易出血，多因各种原因致血压骤然升高引起这类脑小动脉破裂出血，血肿量往往较大，CAA 分布部位常在颞、顶、枕叶，常见多部位反复出血。随着年龄的增加，血管淀粉样变日渐增多，脑动脉淀粉样血管病十分常见。

脑血管畸形、动脉瘤、Moyamoya 病引起脑叶出血也不少见，发病年龄多较年轻。其他见于脑卒中及凝血障碍性疾病、脑静脉血栓形成、脑梗死后出血、长期服用抗凝血药及原因不明的出血等。

三、临床表现

脑叶出血的临床症状和体征主要取决于受累部位与血肿大小，总体来说由于脑叶出血不像内囊出血容易累及运动传导束，偏瘫发生率较低；血肿部位距脑室较远，造成颅内高压和脑干受压机会较少，昏迷发生率较低；脑叶出血容易早期破入蛛网膜下腔，脑膜刺激征较多。脑叶出血的共同特点如下。

（1）有高血压病史的，多在活动状态下突然发病，便秘、过劳、情绪激动均可成为发病诱因。

出现头痛、呕吐和不同程度的意识障碍，出血量大的患者可出现昏迷。

（2）出血对侧可出现中枢性偏瘫、不全偏瘫、单肢瘫、面瘫、舌瘫，瘫痪侧肢体出现病理反射，偏身感觉减退或消失，如血肿在优势半球可有失语，非优势半球出现失用，空间构象障碍，部分病例两眼球向病灶侧凝视。

（3）血破入蛛网膜下腔表现脑膜刺激征如头痛、呕吐、颈强直和 Kernig 征。出血易刺激皮层，癫痫发作较常见。

（4）部分患者可突发精神异常，如情感淡漠、欣快或行为幼稚、错觉和幻觉等；临床上遇到老年人突发精神行为异常，不能用其他原因解释，应考虑脑叶出血的可能性。

（5）出血累及相邻脑叶症状可有重叠。

（6）脑叶出血不同部位的临床特征：额叶位于脑的前部、外侧裂以上、中央沟以前是运动中枢所在，是精神活动的最主要场所。顶叶位于中央沟以后及顶枕裂以上，是感觉中枢所在地，也是精神活动主要场所之一。颞叶位于外侧裂以下，是听觉、言语、嗅觉、味觉中枢所在地。而顶枕裂以下为枕叶，是视觉皮质中枢。不同部位的脑叶出血，表现相应的特征。

额叶出血：额叶出血以精神障碍为主，可有认知功能障碍、尿失禁，偏瘫、表达性失语，额叶释放征如摸索、吸吮和抓握反应等，前额叶及底面血肿可有情绪淡漠、欣快、记忆及智能减退、行为幼稚、衣着不整等。

顶叶出血：偏身感觉缺失及体象障碍、失用症等。部分病例缺乏定位体征。顶颞叶出血可有同向偏盲或象限盲。优势半球角回病变可见 Gerstmann 综合征（失算、失写、左右定向障碍、手指失认）。

颞叶出血：耳前、后部疼痛，优势半球可见 Wernicke 失语，命名性失语，出现同向偏盲或象限盲，可表现情绪不稳、冲动行为、错觉、幻觉等精神症状、破入蛛网膜下腔后，临床表现很像蛛网膜下腔出血。

枕叶出血：枕叶出血以视野改变为主、同向偏盲、一过性黑矇与皮质盲、视野缺损，视物变形，视觉中枢受刺激可产生星光、火花和城谱样简单视幻觉，而枕叶外侧血肿可产生复杂的物型幻觉。

四、脑叶出血的 CT 特点

CT 检查是确诊脑出血的首选方法，脑叶出血可显示形状各异的均匀或混杂的高密度血肿影，边界清楚，可确定血肿部位、大小、形态以及是否破入蛛网膜下腔、脑室、血肿周围水肿带和占位效应等。脑内新鲜血肿在 CT 上一般呈均匀一致的高密度，CT 值为 60～80Hu，在出血后 3～4 小时，血肿密度最高可达 90Hu，以后随着血肿内血红蛋白的分解，其密度逐渐减低。小的血肿密度下降快，而大的血肿则较慢，直径>3cm 的血肿，需要 4～6 周才能演变为等密度。这种过程，是从血肿周边向中心发展，表现为血肿周围低密度环影逐渐扩大，同时中心密度逐渐降低。CT 所见的血肿缩小，只是根据高密度逐渐变为等密度来判断的，而实际上此时血凝块大小变化不大，占位效应并未减轻。有时因血肿周围脑水肿而占位效应反可进一步加重。血肿周围脑水肿在出血后 1～2 周水肿最明显、范围最大，占位效应也较重，以后水肿逐渐减轻。

CT 需注意与其他原因引起的脑叶血肿相鉴别。脑血管畸形所致脑出血可发生在年轻人及脑的任何部位，但多发生在脑叶，而且以额叶受损居多，并可侵及邻近脑叶形成多叶血肿，CT 表现不规则混杂密度、呈斑点或弧形线增强、无明显水肿和占位效应。动脉瘤内常形成血栓、极化呈等高密度、瘤壁呈等高密度，有明显的蛛网膜下腔出血，可破入邻近的蛛网膜下腔。脑血管淀粉样变性多发生在老年人，表现为多灶性脑叶出血，呈大块状或点、片状，形态不规则。原发性或转移性脑肿瘤可引起脑出血（瘤卒中），CT 表现早期高密度，周围的水肿带很大且不规则，不在常见的出血部位，高密度灶非常圆且靠近脑膜。

五、颅内血肿微创穿刺清除术治疗

1．手术指征

（1）脑叶出血出＞30mL，出现明显的高颅压征，伴有神经功能障碍或意识障碍。

（2）脑叶出血＜30mL、血肿周围水肿严重，有明显高颅压征及占位效应，内科治疗无效，神经功能损害明显。

（3）术前应尽量明确病因诊断。

2．手术时机

脑叶出血患者大多症状相对较轻、病程缓慢，手术时机的选择应该在 12 小时以后、24 小时内为宜。这样即能避免手术过早引起的再出血，又可以预防脑组织的继发性损害，有利于神经功能恢复。当脑叶出血量大，病情严重，可能会形成脑疝而危及生命时，需尽快施行 MPST 手术。

在临床治疗过程中应充分考虑"个体化"的治疗原则，根据患者的具体情况选择最佳手术时机，以获得更好的临床疗效。

3．手术方法

（1）定位：脑叶出血部位和形态多不规则，尽量选择 CT 引导，标志物定位确定穿刺部位，选择合适长度的穿刺针。穿刺点选择血肿的最大层面靠近颅骨处，额部血肿穿刺点尽量选择在发际内，要避开额窦，顶部要避开上矢状窦，静脉窦及颅内外重要血管及脑功能区。

（2）严格在无菌条件下手术，采用出血侧头部偏向上体位，术中患者要进行心电监护。

（3）穿刺点行利多卡因局部浸润麻醉，使用 MPST 手术套装器件钻颅，穿刺时要注意定位穿刺方向，准确一次进入颅腔，拔出穿刺针钻插入塑料针芯，缓慢推入血肿腔，安装妥帽盖及测管引流管。

（4）用 5mL 的注射器连接管缓慢抽吸血肿，抽吸量的控制以颅内压高低为参考，抽吸一定量后抬高侧管引流管观察，如液面向颅腔倒流则停止抽吸，插入冲洗针冲洗，冲洗液相对清亮后，注入液化剂闭管，超早期、早期手术，抽吸部分血肿后，可采用持续冲洗引流方法。

4．术后处理

（1）术后早期注意意识、瞳孔及心率、脉搏、血压观察。

（2）重症患者注意监测出入量，必要时检测血电解质、血糖、血气及肝肾功能等。高血压患者应合理调控血压。无凝血功能障碍的患者，可不用止血剂。

（3）引流管术后 2～4 小时首次开放，采用持续冲洗引流的要注意"进出"通畅，一般生理盐水冲洗总量 1000～1500mL。术后次日复查 CT，了解血肿清除情况，必要时调整穿刺针深度。每日冲洗液化 2～3 次，连续 1～3 天。再次复查 CT 证实血肿基本清除，即可以拔管。

（4）原则上不使用脱水剂。但对少数早期血肿清除不满意，脑水肿及占位效应明显，患者头痛等症状较重，应适当使用脱水剂。

5. 结论性推荐意见与注意事项

（1）有明确的高血压病史，表现典型的脑叶出血，应用 MPST 治疗是简单、安全、有效的手术方法，效果较理想。

（2）临床症状较轻、意识清楚的患者，手术时机尽量在发病后 12～24 小时施行。

（3）对于术前专科检查或者 CT 怀疑脑叶出血可能是血管畸形、动脉瘤、肿瘤卒中等引起者，在患者病情允许的情况下，应选做增强 CT、CTA、MRA、DSA 检查明确病因，再制订治疗方案，不宜贸然行微创穿刺手术，因脑血管畸形、脑动脉瘤、凝血功能障碍等原因引起的脑叶血肿行微创手术有损伤病变血管的可能，即使没有损伤，由于抽吸、引流血肿，改变了血肿腔压力，原病变血管易再次出血。

（4）血管淀粉样变性的患者，因有反复出血的特点，往往也会影响 MPST 的效果。

（5）脑叶血肿部位、形态不定，应采用 CT 引导，标志物准确定位。穿刺方式的选择，60mL 以下的小量及中等量血肿采用单针穿刺，大量血肿可采用双针穿刺，如颞叶血肿，两穿刺点相距 1～2cm，第一穿刺点首选靠近颅底穿刺解除脑干压迫，后进行另一点血肿穿刺。穿刺点要避开颅内外的大血管、静脉窦、鼻旁窦、额部、枕部的血肿还要注意穿刺角度及方向。

（6）抽吸血肿时应缓慢，早期手术患者首次清除以减压为宜，以免过度抽吸引发血肿腔继续出血。冲洗要等进等出，保持颅内压平稳过渡。

（7）术后第一次闭管时间与首次抽吸量有关，如首次抽吸量较少闭管时间在 2 小时左右，闭管期间注意观察瞳孔、血压、呼吸等生命体征。

（8）术后冲洗引流每日定时实施，血肿大部分清除即可，残余少量血肿让其逐步自行吸收。

（9）脑叶血肿量较大，病情较重，有脑疝趋势或已经出现小脑膜切迹疝的患者，要立即施行 MPST，如术中不能有效减压，中转开颅手术清除血肿。

第四节　小脑出血

一、概述

小脑出血约占脑出血的 10% 左右，最常见的出血动脉为小脑上动脉的分支，病变多累及小脑半球的齿状核。其特点是急性起病，以眩晕、头痛、呕吐为首发症状。其中呕吐最为常见，并伴有强迫头位，随之出现共济失调、构音不清，但较少出现意识障碍。患者可伴有眼球震颤和（或）脑干症状，如瞳孔缩小、凝视麻痹、锥体束征等。小脑出血的病情发展均较急，呈进行性加重，约 1/5 的患者可在两天内死亡，如血肿直径 >3cm，或出现压迫脑干的症状，应立即手术。小脑出血部位特殊，很少量出血即可引起压迫症状，造成脑疝，危及生命，必须予以高度重视。

二、病因

长期高血压、脑动脉硬化是小脑出血最常见的原因。电镜研究发现高血压性小脑出血患者出血动脉 95%以上存在严重的动脉硬化包括变性改变，其中微动脉瘤破裂出血仅占 2%。其他病因如血液病、肿瘤和淀粉样血管病，而动静脉畸形（AVM）和动脉瘤则是中青年原发性小脑出血的重要原因。

三、临床表现

小脑出血起病较突然，症状恶化过程大多持续数小时。由于小脑幕下压力缓冲空间明显小于幕上，因而高颅压征象突出，且出现较早。小脑出血多以眩晕起病，伴频繁呕吐及枕部疼痛等，意识清楚者可有小脑性共济失调症状、眼球震颤、构音障碍和吟诗样语言，无偏瘫。出血量增加时，可表现有脑桥受压体征，如外展神经麻痹、侧视麻痹、周围性面瘫、吞咽困难及出现肢体瘫痪和（或）锥体束征等。部分患者发生暴发型小脑出血，约占小脑出血的 20%。多为一侧小脑半球或蚓部大量出血，一般出血量在 15mL 以上，血肿迅速地压向脑干的腹侧，引起高颅内压。患者表现为突然出现头痛、呕吐，迅速昏迷，双侧瞳孔缩小，呼吸节律不规则，发生去脑强直，多在发病后 1～2 天内死于脑疝。由于发病后很快进入昏迷，往往缺乏小脑体征，此时，四肢肌张力可能是降低的，应高度怀疑小脑出血并立即行头部 CT 检查，以明确诊断。

四、CT 表现特点

非螺旋 CT 扫描一般以颅底层面 OM 线为基线连续向上扫描直至颅顶，层厚 10mm，共 9 个水平层面。在以 OM 线为基线扫描中，只能在颅底层面和蝶鞍层面可见小脑半球，鞍上池层面仅见小脑蚓部。因此，穿刺点仅局限于上下 2～3cm 范围内。多排螺旋 CT 的广泛应用，能使小脑出血的成像更加清晰。

在颅底层面上，第四脑室下部居于颅后窝中央，呈裂隙状，它的后壁内凹为蚓小结的投影。CT 图像上蚓小结有时可呈高密度结构，不应误认为是出血或肿瘤结节。于蝶鞍层面，第四脑室的两侧及侧后方是小脑半球。在非螺旋 CT 上常见重叠于脑桥和小脑的条状和放射状骨伪影，这限制了 CT 对颅后窝神经系统病变的评价，多排螺旋 CT 的应用明显减少了伪影的发生。小脑出血多发生在小脑半球的齿状核，血肿向内可破入第四脑室，向外可破入蛛网膜下腔。

小脑半球及蚓部出血易压迫四脑室，使以上脑室扩大，脑脊液循环受阻，出现幕上脑积水。一般直径 3.5cm 以下的血肿约 1/3 伴脑积水，而大血肿伴脑积水者可达 90%以上。CT 显示四叠体池消失为出现脑积水的强烈指征。无四叠体池受压者，42%存在脑积水，部分受压者75%有脑积水，而全部受压消失者，均有脑积水。以上情况下，患者恢复的可能性分别为 88%、69%、0。

五、颅内血肿微创穿刺清除术治疗

1. 手术指征

（1）出血量>10mL 或血肿直径>3cm，病情逐渐加重者。

（2）出血量虽<10mL，但破入第四脑室，形成铸型，出现急性颅内压增高、脑干体征明显者。

2. 手术时机

具有手术指征的小脑出血属急重症，应争分夺秒，宜早不宜迟。

3. 手术定位

（1）体表投影。①乳突：在乳突后部的内面为乙状窦沟延续至枕骨大孔的后外侧，容纳乙状窦。②枕外隆凸：是位于枕骨外面中部的一个隆起，其内面为窦汇（由上矢状窦与直窦汇合而成）。③上项线：为乳突根部与枕外隆凸的连线，内面为横窦，宽约 1cm。右侧宽而深，左侧窄而浅，为颅内最大的硬脑膜静脉窦。颅内的静脉血绝大部分都集中到横窦，而右侧横窦向下经颈内静脉回心途径较短，因此，血流量多于左侧。如果是蚓部出血，尽量选择从左侧进针穿刺。

（2）定位步骤

①标出体表投影：复查 CT 前先标出枕顶部的正中矢状线和上项线（横窦）的位置，延长 CT 扫描的 EM（眉听线）基线至正中矢状线处。

②CT 下定位：由于小脑位于颅后窝，被窦汇、横窦、乙状窦、枕窦围绕在一个狭小的 范围内，穿刺范围在 2（上下）cm×4（左右）cm 内。应尽量在 CT 下定位。采取侧卧位，颈部前屈，患侧向上，复查 CT 时扫描线以 EM 线为宜，这样可以降低颅后窝的扫描平面，有利于显示低位的颅后窝血肿。根据扫描时光标线确定穿刺点，在颅表标出血肿最大层层面线，经血肿中心做一平行于矢状平面的线与血肿最大层层面线的交点即为穿刺点。同时测量头皮到靶点的距离作为选择针长的依据。穿刺时注意进针方向。小脑半球出血者进针方向需与矢状面和水平面的两个平面的交界线进针，小脑蚓部出血者需要向中线有一定的角度进针，一般在 15°～20°角之间。

③CT 片定位：在患者危重、病情急骤变化或不宜搬动的情况下，可以根据 CT 片定位穿刺。为了避开上述静脉窦，一般穿刺点选择在正中矢状线旁开 2.5cm 与横窦线下 1.5cm 的交点。穿刺方向同前。

④两点定位法：当患者情况允许时，可以按照两点定位法穿刺，将会更加准确。

4. 手术步骤

首先要经侧脑室额角做脑室外引流，解除脑脊液循环梗阻，缓解颅内压，防止发生脑疝。待颅内压力正常，生命体征平稳后进行小脑血肿微创清除术治疗

5. 结论性推荐意见及应注意的问题

（1）结论性推荐意见：①颅后窝血肿部位深，枕项部肌肉丰厚，应用开颅手术一般需要经过以下步骤：a.气管插管、全麻；b.头皮切口；c.骨窗开颅；d.硬脑膜切开；e.小脑切开清除血肿；f.关颅缝合。开颅手术不但创伤大、操作繁杂、麻醉要求高、费用高，而且术者需有一定经验才能完成手术。而应用微创穿刺清除术治疗只需局麻，针钻一体的穿刺针能快速进入颅内，具有操作简便、创伤小、密闭式引流固定好、不易感染等特点。患者痛苦少，效果好，康复快，能最大限度地保存神经功能，减少病死率和致残率。手术虽有一定难度，经过培训的基层医务人员都能完成手术，特别适合于基层医疗单位开展。②对于暴发型小脑出血，也可以作为快速减压的紧急处理方式，为开颅手术赢得时间。③对于出血量虽＜10mL，但破入第四脑室，形成铸型，出现急性颅内压增高、脑干体征明显者，应以脑室引流为主。

（2）注意事项：①对于具有手术适应证的患者，应告知患者和家属病情的严重性，先备皮，随时准备手术。②手术时患者体位采用患侧在上的屈颈侧卧位，头部需制动。但由于昏迷患者多伴有呼吸困难，难以保持屈颈。③手术是否成功关键是要注意穿刺方向的准确，进针时让钻头尖紧紧顶住枕鳞部，应避免穿刺针滑向枕大孔。由于枕骨鳞部比较薄，穿刺方向正确时，一般容易快速进入，如果穿刺时难以进入，需及时调整方向，此时应注意力度，避免穿刺过深，损伤脑组织。微创针进入小脑深度一般不宜超过 3.5cm，以防伤及脑干。④术中应注意颅内压的稳定，手法一定要轻柔，杜绝暴力冲洗，抽出部分液态陈旧血液后应以等量置换为主，应避免颅压降得太低，引起再出

血或其他部位出血。小脑血肿开始往往不能抽出多量血肿，一般经 2～3 次向血肿内注入血肿液化剂开放引流后，多能将血肿清除。⑤拔除血肿穿刺针指征：由于穿刺针位于枕部，患者不能平卧，易引起烦躁，应根据复查 CT 的情况及时拔针，并不要求血肿全部清除，只要血肿对四脑室和脑干的压迫基本解除，占位效应不明显，即可拔除血肿穿刺针，但要注意保留脑室引流，待脑室内出血基本清除，特别是三、四脑室通畅后，再考虑拔除脑室引流针。必要时进行腰穿，促进脑室通畅。⑥拔除脑室穿刺针指征：先提高脑室引流袋高度，继之关闭引流 12 小时以上，观察患者病情无恶化，即可拔除穿刺针，穿刺部位加压包扎，抬高头位防止发生脑脊液漏。

第七章　颅内动脉瘤概论

第一节　颅内动脉瘤流行病学

评估一般人群动脉瘤的发病率非常困难，有关颅内动脉瘤发生率资料大多数来源于尸检的文献报道。19世纪末，动脉瘤逐步得到认识。1872年，德国医师奎克发明了腰椎穿刺技术后，1895年蛛网膜下腔出血（SAH）才得以在患者生前做出诊断。1911年，Wichern对22例患者诊断出15例蛛网膜下腔出血。根据1890—1973年文献报道，颅内动脉瘤发生率为0.2%～7.9%。

1957年以前文献报道，动脉瘤平均发生率为0.7%，1957年以后，临床发现小型未破裂动脉瘤（直径2～5mm）和多发动脉瘤逐年增多，动脉瘤的发生率增至3.3%。1963年报告，未破裂动脉瘤的发病率为5%。西雅图华盛顿大学神经外科的报告显示，美国约有32万未破裂动脉瘤患者，其中每年只有5%的患者出现神经功能损害。在儿童和青少年尸检中几乎没有发现动脉瘤。

Hassler报道，年龄超过30岁的人群中，微小动脉瘤（直径≤2mm）发生率为17%；在死于蛛网膜下腔出血的大型动脉瘤患者中，60%可发现微小动脉瘤。尸检报告，破裂与未破裂动脉瘤比约为1:1，即50%的动脉瘤曾经破裂过。Romy等报道，前交通动脉瘤破裂的机会较高，后交通动脉瘤较低；65岁以下患者破裂的机会较高，老年患者较低。

脑血管病是美国人群第三位死亡原因，其中5%～10%死于继发蛛网膜下腔出血。另有报道，25%或更高的脑血管病死亡原因是动脉瘤破裂。在非外伤性蛛网膜下腔出血病例中，超过50%的病因是动脉瘤破裂。Bailey和Loeser报告，美国蛛网膜下腔出血发病率为16/10万人口/年，如果其中一半患者是动脉瘤破裂。与英国的数据相仿。英国Crawford和Sarner研究，英国破裂动脉瘤的发生率为6/10万人口。Pakarinen报告，芬兰60岁以下人群中，破裂动脉瘤的发生率为9.6/10万人口。但是，DuBouley根据血管造影检查研究，无症状动脉瘤的发生率高达450/10万人口。日本和中国台湾，动脉瘤的发生率接近西方国家。

美国、欧洲、智利、瑞典颅内动脉瘤的发病率较高，与颅内动静脉畸形比约为4:1～8:1，甚至个别高达20:1。但在中国、印度、中东地区颅内动脉瘤却比较少，同颅内动静脉畸形相比约为1:1。印度Bhagwait等认为，这些地区的动脉瘤较少，同Willis动脉环的先天性变异（如血管缺如、条索状血管、副血管、前交通支融合及多发异常等）少有关。Bhagwait在一组1021例Willis动脉环解剖研究，仅发现2例颅内动脉瘤（0.2%），均位于大脑中动脉合并全身性动脉粥样硬化，而Willis动脉环无先天性变异；1021例Willis动脉环先天性异常者约占30.4%。而西方的尸解资料，Willis动脉环先天性变异比例高达47.7%～80.77%。颅内动脉瘤约为0.93%～3.7%。因此，某些地区颅内动脉瘤发病率低，可能与脑血管先天性变异少有关。

近10多年，首都医科大学附属北京天坛医院手术夹闭的颅内动脉瘤患者也在逐年增加，每年收治动脉瘤病例已经和脑动静脉畸形病例数相当，这与我国神经影像学检查技术不断普及、人们饮食习惯改变有关。

Ohno 研究了日本的气象变化后发现，动脉瘤破裂的相关因素有温度、大气压和湿度，每年 12 月至次年 1 月动脉瘤破裂的发病率最高。

一、发病率

1998 年，Rinkel 等遵照循证医学原则，对脑动脉瘤流行病学的研究进行了系统回顾，从尸检和血管造影两个方面得到的数据研究发病率，又以前瞻性和回顾性两种方式进行。

早期一般人群颅内动脉瘤发生率研究，20 世纪 90 年代以前，可以查到 8 项文献报告尸检结果，样本数从 580 例至 13058 例，动脉瘤尸检检出率各家报告差异很大，从 0.2%～4.5%。按照研究的先后顺序比较，动脉瘤的尸检检出率有逐渐增高的趋势，对此有两种解释：第一，动脉瘤的发病率确实存在逐渐增高的趋势，符合近年来临床动脉瘤患者明显增多现象；第二，尸检技术不断提高。

另外，前瞻性的尸检研究与回顾性研究比较存在较大的差异，将回顾性研究的数据进行平均，发现动脉瘤的患病率为 0.4%，而前瞻性尸检研究的平均发生率达 3.6%。可能是由于回顾性的尸检与血管造影不同，只能回顾旧的档案报告而不能直接研究原始材料，因此很可能低估了动脉瘤的发生率；而前瞻性尸检研究的病例选择和研究技术本身都可能存在一定的倾向性，样本中有蛛网膜下腔出血（SAH）家族史和动脉粥样硬化的比率可能偏高，因而检出率偏高。

综合上述两类研究的结果，动脉瘤在一般人群中的尸检发现率为 0.8%。但是，考虑到患者在死亡后标本固定之前，动脉瘤的体积要比生前缩小 30%～60%，小型动脉瘤可能在尸检时漏检。因此，尸检报告动脉瘤在人群中的发生率很可能比实际情况偏低。

颅内动脉瘤在一般人群中发生率的血管造影研究，可以查到 15 项报告，多数发表在 20 世纪 90 年代，样本数从 41 例至 2540 例，远远低于尸检报告，动脉瘤检出率差异也较大，从 0 至 10.8%，由于多数报告发表时间接近，很难确定动脉瘤发生率有增高趋势。

回顾性和前瞻性的血管造影研究，动脉瘤的发现率分别为 3.7% 和 6%，后者明显低于前者。综合两类报告，动脉瘤血管造影研究总的发现率为 5%，明显高于尸检的总体发现率。造成这种巨大差异的原因，可能是血管造影作为有创性检查，样本选择具有明显的倾向性，尤其是在前瞻性研究，对动脉瘤发生率的估计可能偏高。

综合上述 23 项文献报告的尸检和血管造影数据，共检测 56304 人，发现动脉瘤患者 738 例，发病率为 1.3%，但是由于早期回顾性尸检研究的样本数所占的权重过大，这一综合数据不一定符合实际情况。Rinkel 等进一步将血管造影研究的所有报告，根据造影的原因分为：①有动脉瘤家族史；②患有先天性多囊肾；③动脉粥样硬化；④患有垂体腺瘤需除外动脉瘤；⑤其他颅内肿瘤和原因。前 4 种情况可能造成动脉瘤的检出率增高，因第 5 种情况进行血管造影检查共 2052 例，共发现动脉瘤 48 例，得出的动脉瘤发病率 2.3%，可能接近一般人群动脉瘤发病率实际情况。

二、动脉瘤破裂出血自然史

20 世纪 60—70 年代，文献中有关动脉瘤破裂出血发病率和自然病史的研究报告较多，归纳如下。

颅内动脉瘤破裂占自发性蛛网膜下腔出血病例中一半以上。英国破裂动脉瘤的发生率为 6/10 万人。美国蛛网膜下腔出血发病率为 16/10 万人每年，如果其中一半患者是动脉瘤破裂，与英国的数据相仿。颅内动脉瘤在欧、美洲较多，中国、印度、中东地区比较少见。遗憾的是，至今我国尚缺乏动脉瘤的流行病学资料，需要加强流行病学调查工作。

文献报告，Willis 环前循环动脉瘤破裂出血后，1 个月内再出血发生率为 40%，再出血死亡率为 40%。血管造影时意识清晰患者 1 年存活率为 60%，其中 45% 可以从事先前工作。有尸检报告，未破裂动脉瘤发病率为 5%。

1965 年，Margaret D.等报告英国萨里社区颅内动脉瘤破裂状况。该项研究以 Atkinson Morley 医院区域人群为对象，绘制出颅内动脉瘤破裂表。当时该区域总人口 1121000 人，60 岁以下人口 913000 人。1962—1963 年该地区 60 岁以下人群中，共有 280 人死于脑血管病，其中 2/3 经过尸检，该地区 60 岁以下人群中，颅内动脉瘤破裂发病率为 6/10 万。患者年龄集中在 45～59 岁。其中 57 例患者（男性 25 人，女性 32 人）发病后 1 周内死亡 27 人（47.4%），1 个月内死亡 35 人（61.4%）。63% 的患者到达医院神经外科后确诊为动脉瘤破裂，其余患者到达神经外科病房前已经死亡。男性患者早期死亡率高于女性。45 岁以上患者死亡率高于 45 岁以下患者。

1966 年，Locksley 等报告，颅内动脉瘤破裂后 14% 患者 24 小时内死亡；20% 患者起病后 48 小时内死亡；起病后 7 天内 40% 患者死亡；21 天时 67% 患者死亡。第一次出血后总死亡率 14%～40%。颅内动脉瘤再出血是患者死亡要原因。外科治疗目的是预防再出血。

1967 年，Trumpy 报告动脉瘤再出血发病率为 70%，再出血死亡率为 60%。再出血死亡率是首次出血时的两倍。

1968 年，Richardson 发现，动脉瘤破裂出血后患者的意识状态是预示存活率最主要因素。动脉瘤破裂 6 个月内，意识清晰患者死亡率为 29%，嗜睡患者死亡率为 55%，昏睡患者为 71%，昏迷患者为 90%。此外，患者年龄、血管痉挛、高血压、动脉瘤直径、动脉瘤的部位等也与预后相关。

20 世纪 70—80 年代，国际显微神经外科手术得到普及，不仅动脉瘤夹闭手术死亡率明显降低，同时还出现血管内治疗动脉瘤新手段，动脉瘤的治疗水平不断提高。但是评估人群动颅内动脉瘤的发病率和自然病史非常困难，原因包括每家医院病例较少、许多患者入院前已经死亡、有些患者出现蛛网膜下腔出血数周后才入院或已经外科手术干预等，造成流行病学调查困难。

1988 年，Chyatte 等报告约 1/3 蛛网膜下腔出血患者接受治疗前已经死亡。到达医院的患者中仅 30%～40% 恢复达到生活自理，致残和致死原因是初次严重出血结果，动脉瘤再出血、手术失误以及血管痉挛所引起的脑缺血也是死亡的原因。早期手术、血管内技术和治疗血管痉挛新措施，对预后影响不大。

全球不同国家和同一国家、不同时期报告的动脉瘤性蛛网膜下腔出血发病率有很大差异，其中芬兰的发病率明显高于其他地区。近期研究提示，日本动脉瘤的发病率也较高与芬兰接近。

SAH 的发病率受病例的获得方法、诊断标准、CT 使用率和不同地区人口规模等因素影响。CT 使用率越高，得到 SAH 的发病率也高，因此仅仅根据临床症状作为 SAH 的诊断标准不可靠。

蛛网膜下腔出血的死亡率各国差异很大，在 WHO MONICA 计划的框架内，用统一的病例确认和诊断标准，进行 SAH 的发病率和死亡率的多国比较研究发现，在欧洲和中国的 11 组人群中，SAH 的发病率差异非常大。从中国北京的年发病率 2/10 万到芬兰的年发病率 22.5/10 万，校正年龄后 SAH 的平均年发病率相差 10 倍，认为中国低估了其实际发病率。由于文化传统，我国尸检率非常低，而出血和再出血造成的死亡率极高，可能有一些 SAH 患者在就医前已死亡。

20 世纪 90 年代前，首都医科大学附属北京天坛医院神经外科收治的血管畸形患者多于动脉瘤，20 世纪 90 年代以后，动脉瘤患者数量已开始超过血管畸形，目前每年收治动脉瘤病例数已 2 倍于血管畸形。

随着我国人民生活水平提高，医疗诊断技术 CT 和血管造影技术广泛应用，使越来越多动脉瘤患者得到确诊。因此，我国脑动脉瘤和蛛网膜下腔出血很可能像心脑血管意外一样，发病率并不低于西方和日本，也是严重威胁我国人民健康重大脑血管疾病。

第二节　颅内囊性动脉瘤自然史

疾病自然史是指在没有任何干预情况下疾病的自然结局。临床医师在诊治疾病时必须考虑该病的自然病史，根据疾病自然史认识评估治疗措施的有效性，目的是为降低疾病的发病率和死亡率。

动脉瘤自然病程研究的重要意义：①提示尚未发生过破裂的动脉瘤每年破裂出血的危险性，对偶然发现的无症状动脉瘤手术治疗的危险性和意义做出比较；②提供有关动脉瘤破裂危险因素；③有助于对动脉瘤发展扩大的病理过程及其机制的研究。

虽然研究颅内囊性动脉瘤的自然史，对神经外科临床医师了解、评价临床病情和选择最佳治疗措施具有重要意义，但是，由于患者分散在各家医院、许多患者入院前已经死亡、出现蛛网膜下腔出血（SAH）数周后才入院、早期频繁的外科手术干预等原因，统计学上的很难得有说服力的颅内动脉瘤的自然病史。获得颅内动脉瘤自然史，需要长期的大规模临床流行病调查。

目前国内尚缺乏有关颅内囊性自然史资料。国际多宗尸检研究结果显示，一般人群中未破裂动脉瘤的发病率差异较大（0.2%～9.9%）。近年来，一些前瞻性尸检和动脉造影研究显示，一般人群的发病率约为2%～4%。颅内动脉瘤的患病率随着人口老龄化和影像技术的改进在逐年增高，颅内动脉瘤破裂造成 SAH 的发病率，同样也随着人群年龄的增长而增加。

发生过蛛网膜下腔出血（SAH）的动脉瘤患者，与未发生过 SAH 的动脉瘤患者的自然病程有显著差异。颅内动脉瘤的破裂比例每年 0.066%～2%。影响动脉瘤破裂风险的因素包括动脉瘤大小、生长部位、多发性、生长速度、症状和患者自身的因素，比如年龄、性别、高血压史和吸烟史等。

颅内动脉瘤通常是在动脉瘤破裂造成 SAH 和（或）脑内出血后才被发现。有时，动脉瘤也会因为一些与破裂出血无关的临床表现，经过影像学检查偶然发现。现代影像学技术更容易发现未破裂动脉瘤。国外资料显示，在过去 50 年，脑卒中总体发病率有所下降，但是 SAH 发病率却没有明显变化，动脉瘤性 SAH 总体死亡率仍非常高（40%～50%），如此高的致残率和死亡率，源于严重初次出血、早期再出血造成脑损害，以及迟发性脑缺血。

一、动脉瘤生长和破裂出血

关于动脉瘤生长和破裂的机制尚存在很多争议。由于脑血管动脉造影是一项有创检查，有一定的风险，近年通过连续动脉造影研究颅内动脉瘤的报告很少。目前认为，个体动脉瘤的生长率存在很多变量。动脉造影和临床证据表明，一些动脉瘤会在几年内慢慢增长变大，甚至有报告称，动脉瘤可能在几小时至几周内急剧增大，或变小自行皱缩。大部分动脉瘤的体积变化不大，尤其直径较小、没有破裂过的动脉瘤。近年，非侵袭性影像技术 CTA、MRA 等，为进一步研究颅内动脉瘤提供了机会。

血流动力学应力和脉冲流体模式是动脉瘤生长最常见的两个因素。Forbus 通过实验研究证明，动脉分叉尖部的静水压高于分叉的其他部位或动脉的其他部位，而且静水压的数值随着分叉部位角度增大、血压升高、血流速度加快而升高。很多研究者认为，动脉分叉尖部能量的消散在动脉瘤的形成和生长中起重要的作用，因此动脉分叉尖部是动脉瘤的好发部位。另外，血液的湍流也被认为是动脉瘤增大的内在因素之一。Jain 认为，脉冲流体模式是造成动脉瘤破裂的因素。

近年关于动脉瘤自然史研究，更多地关注动脉瘤的瘤周环境，特别是和蛛网膜下腔相邻的结构，包括颅骨、硬脑膜、脑组织，以及横贯蛛网膜下腔的结构如脑神经、血管等。动脉瘤被周边结构的紧密约束，给动脉瘤带来正面的或负面的影响，既可以防止其破裂，也可以促使其破裂，如眼动脉、颈内动脉海绵窦段动脉瘤容易发展成巨大动脉瘤，是因为前床突、海绵窦硬脑膜结构的防护作用，减少了动脉瘤破裂机会。

Sucuki 等对因动脉瘤性 SAH 死亡 3 周内的病例尸检发现，动脉瘤破裂后不久，破裂口附近会形成一个以纤维素为主要成分的新的保护层，保护层在开始 3 周相对薄弱，因而 3 周内发生再次出血的危险非常大。3 周后，保护层通过毛细血管增生得到增强加厚，但是毛细血管的增生也许给破裂带来新的潜在位点。这些因素可以解释破裂过和未破裂过的动脉瘤在生长与破裂之间的差异。

二、动脉瘤自然史

动脉瘤的自然史是指未经过干预治疗的动脉瘤，包括发生过 SAH 的动脉瘤或未发生过 SAH 的动脉瘤疾病发展的过程。

（一）未发生过蛛网膜下腔出血动脉瘤自然史

多数动脉瘤病例是在首次破裂出血后才发现，偶然发现未破裂动脉瘤，采取手术或栓塞治疗后，终止了动脉瘤破裂。因此，未破裂动脉瘤的自然病程及其破裂危险因素至今仍难以澄清。目前文献中关于颅内动脉瘤的自然史的研究，均为保守治疗的未破裂动脉瘤的长期随访观察结果，各报告结果之间差异较大。

1966 年，Locksley 跟踪随访 34 例、34 个未破裂动脉瘤患者，随访时间长达 47 个月。随访期间，9 例发生 SAH，动脉瘤破裂率为每年 7%。直径<7mm 的动脉瘤没有发生破裂。

Wiebers 等报道 65 例 81 个未破裂、未接受手术治疗囊性动脉瘤患者，平均随访 8 年，65 例中 8 例动脉瘤破裂出现 SAH，动脉瘤破裂率为每年 1%。其中 44 例直径<10mm 的动脉瘤随访期间无 1 例发生破裂，动脉瘤破裂率为 0，直径>10mm 的动脉瘤破裂为每年 1.7%。研究还表明，多发性颅内动脉瘤患者动脉瘤破裂风险更高；直径在 8~20mm 的动脉瘤也未引起除动脉瘤破裂以外相关症状。

1987 年，Weibers 等报道 130 例 161 个未破裂颅内囊性动脉瘤，平均随访 8.3 年，发现直径<10mm 的 102 个动脉瘤没有一例发生破裂。但是，59 个直径>10mm 颅内动脉瘤中 15 个发生破裂，动脉瘤破裂的比例约为每年 2%。

Rinkel 等系统地回顾分析了 1995 年以前文献报告的未破裂动脉瘤随访结果，将各项报告的"患者数"乘以"平均随访年数"得出"患者-年"，然后将各报告的患者-年数累加得到共 3907 例患者-年，随访期间共 75 例患者发生动脉瘤破裂，用后者除以前者得出未破裂动脉瘤每年破裂出血的危险为 1.9%（95% 可信区间 1.5～2.4）。Yasui 等随访了 234 例未破裂动脉瘤平均 75 个月，得出每年破裂出血危险是 2.3%。

1998 年发表的多中心国际合作研究，回顾性随访 1449 例未破裂动脉瘤的患者，平均随访 8.3 年，动脉瘤每年破裂危险是 0.05%～2%，明显低于以往的几乎所有报告。这一结果发表后颇受非议，有些学者批评该报告病例选择方法上有明显倾向性，该报告学者也承认这一缺陷。参加合作研究的 53 个中心大多数均主张对未破裂动脉瘤行手术治疗，因此这些纳入研究的未破裂动脉瘤病例，可能是由于破裂危险性低或手术危险性高而被选入。这些影响因素包括：海绵窦段和颈内动脉近端动脉瘤占很高的比例，发生破裂的可能性很低；老龄人所占比例高，因其他原因造成的死亡率高而被迫中断随访。

1997 年，Yasui 等报道 234 例 303 个未破裂颅内动脉瘤患者，平均随访 6.2 年，其中 171 例为单发性颅内动脉瘤，63 例为多发性颅内动脉瘤。34 例（14.5%）发生动脉瘤破裂出血，动脉瘤破裂的比例为每年 2.3%。多发性动脉瘤患者的动脉瘤累计破裂比例明显高于单发性动脉瘤。

国际未破裂颅内动脉瘤研究（ISUIA）是第一次大规模和系统颅内动脉瘤自然病程的研究，主要目的：①预测颅内动脉瘤的自然病程；②确定治疗措施的风险。该研究回顾性分析了 1449 例 1937 个未破裂颅内动脉瘤，分为无 SAH 组（第一组 727 例）和有 SAH 组（第二组 722 例），平均随访 7.5 年。第一组 27 例发生动脉瘤破裂，直径 <10mm 的动脉瘤破裂比例为每年 0.05%，直径 >10mm 的动脉瘤破裂比例为每年 1%。直径 >25mm 的颅内动脉瘤第一年中发生破裂的比例为 6%。无 SAH 史组病例中，除动脉瘤大小以外，动脉瘤的部位也与出血风险有关，其中位于椎动脉根部、椎基底动脉、大脑后动脉以及后交通动脉的动脉瘤破裂概率更大。

2003 年，ISUIA 首次发布前瞻性研究 1692 例动脉瘤，其中未破裂动脉瘤 1077 例，破裂动脉瘤 615 例，平均随访了 4.1 年。与 ISUIA 回顾性研究结果一样，动脉瘤体积大小是破裂的危险因素；部位也与动脉瘤破裂有关，后循环动脉和后交通动脉破裂风险较高，而颈内动脉海绵窦段动脉瘤破裂的危险性较小。虽然两种研究最终得出的结论没有变化，但是，直径 ≥7mm 的动脉瘤破裂率，前瞻性研究的结果要高于回顾性研究的结果。

（二）发生过蛛网膜下腔出血动脉瘤自然病程

Locksley 发现，颅内动脉瘤破裂后，14% 患者在起病 24 小时内死亡；20% 的患者在起病 48 小时内死亡；起病 7 天时有 40% 的患者死亡；21 天时有 67% 的患者死亡。第一次出血后总的死亡率 14%～40%。颅内动脉瘤再出血是患者死亡的主要原因。Locksley 估计 10% 的动脉瘤患者不出现 SAH。外科治疗主要目的是预防再出血。

Trumpy 发现，动脉瘤再出血发病率为 70%，再出血死亡率为 60%。再出血死亡率是首次出血时的两倍。

Willis 环前循环动脉瘤破裂出血后，一个月内再出血发生率为 40%，再出血死亡率为 40%。血管造影时意识清晰患者 1 年存活率为 60%，这些患者中有 45% 可以从事先前工作。患者晚期再出血和死亡率很高。Pakarinen 观察了 56 例动脉瘤破裂后存活 1 年的患者，他们每年再出血和死亡的风险为 6%～12%。动脉瘤破裂 5 年后，56 例中有 15 例（27%）死亡。5 年死亡率接近 75%。

动脉瘤破裂后，意识状态是预示患者存活率的最主要因素。Richardson 发现，动脉瘤破裂 6 个月内，意识清晰患者死亡率为 29%；嗜睡患者死亡率为 55%；昏睡患者为 71%；昏迷患者为 90%。此外，年龄、血管痉挛、高血压、动脉瘤直径、动脉瘤的部位等与预后相关。

双侧颈动脉造影阴性的 SAH 患者，预后好于阳性患者。

1983 年，Winn 等报道 182 例有 SAH 史、多发性颅内动脉瘤患者的长期随访（平均随访 7.7 年）结果，其中 132 例保守治疗，50 例手术治疗。保守治疗组 21 例（16%）出现动脉瘤再次破裂。50 例外科治疗组中，10 例（20%）患者后来出现出血，其中 3 例确认是未破裂过的动脉瘤破裂引起的出血。但是对总的病例来说，发生再次出血的病例中，大部分是直径在 10mm 及以上的动脉瘤。

Heiskanen 等研究 61 例 129 个动脉瘤，每例至少有两个动脉瘤，均发生过 SAH，破裂的动脉瘤外科手术夹闭。10 年随访期间，7 人出现颅内动脉瘤破裂出血，动脉瘤破裂风险为每年 1.1%。

1993 年，Juvela 等报道 142 例患者 181 个颅内动脉瘤，平均随访时间达 166.8 个月，131 例发生过 SAH。随访期间，27 例发生动脉瘤破裂，未破裂动脉瘤总的破裂风险为每年 1.4%。如果不以病例数，而根据动脉瘤数计算，则动脉瘤破裂风险为每年 1.1%。

三、影响动脉瘤破裂的相关因素

（1）动脉瘤体积：长期以来，一直认为动脉瘤体积大小是预测动脉瘤破裂风险的一个重要的独立变量。1981 年，Weibers 等首次明确提出，直径<10mm 的动脉瘤破裂概率几乎为零，而直径>10mm 的动脉瘤破裂比例为每年 1.7%。1987 年发表第二次研究结果再次证实这一结论。1995 年，Mizoi 等研究显示，破裂动脉瘤的平均直径，明显大于没有发生破裂的动脉瘤。Rinkel 等复习文献，3742 例动脉瘤直径≤10mm 的患者中有 27 例破裂，破裂发生率为 0.7%；675 例动脉瘤直径>10mm 的患者中 27 例破裂，破裂发生率为 4%。

1998 年，国际多中心回顾性研究，722 例有 SAH 史患者，平均随访 7.5 年，直径<10mm 的动脉瘤破裂率是无 SAH 史动脉瘤的 11 倍。这些患者中唯一明确的动脉瘤破裂的预测因素是部位（基底动脉顶）；动脉瘤体积大小不是破裂的危险因素。

国际未破裂颅内动脉瘤研究资料显示，第一组患者中直径<10mm 的动脉瘤，累计破裂比例为每年 0.05%；直径>10mm 的动脉瘤，累计破裂比例为每年 1%。直径>25mm 的动脉瘤在第一年的破裂比例为 6%。第二组患者中直径<10mm 的动脉瘤，累计破裂比例为每年 0.5%；直径>10mm 的动脉瘤，累计破裂比例为每年 1%。直径>25mm 的巨大动脉瘤第一年的破裂比例为 6%，7 年半内总的破裂比例为 45%。

Juvel 等发现，颅内动脉瘤的破裂比例与动脉瘤的大小呈线性正相关。动脉瘤直径每增大 1mm，破裂的风险比值就增加 1.11。直径≥7mm 的动脉瘤破裂风险比值为 2.19。直径≥7mm 的动脉瘤平均每年的破裂比例为 2.5%，直径<7mm 的动脉瘤的破裂比例为 1.1%。

Tsutsumi 等通过 CT 研究 SAH 的 5 年和 10 年的累计风险，全部病例 5 年和 10 年累计风险分别为 7.5% 和 22.1%；其中直径>10mm 动脉瘤，5 年和 10 年累计风险分别为 33.5% 和 55.9%；而直径<10mm动脉瘤，5年和10年累计风险仅为4.5%和13.9%。

Wiebers DO 等一项大型前瞻性研究指出，前循环<7mm 的动脉瘤在 5 年内发生破裂的风险是 0。Naded BV 等另一项研究 152 名动脉瘤性蛛网膜下腔出血的破裂动脉瘤的直径均<7mm。因此对于偶然发现的小动脉瘤患者的处理尚存在争议。

总之，动脉瘤体积大小是影响动脉瘤破裂决定因素之一，直径<10mm 的动脉瘤出血率低，年出血率为 0.05%～0.5%；直径>10mm 动脉瘤年出血率为 1%～4%。

（2）动脉瘤部位：动脉瘤部位是影响动脉瘤破裂风险的独立因素。位于后循环、大脑后交通动脉，以及大脑前交通动脉的动脉瘤破裂风险更高。Wiebe 等报告，42%基底动脉瘤最终发生破裂，而小脑后下动脉，前交通动脉和大脑前动脉的动脉瘤破裂比例不足 7%。1992 年 Inagawa 等报告 769 个动脉瘤，67%发生破裂，其中前交通动脉动脉瘤中 89%发生破裂，而大脑中脉，小脑下后动脉和椎-基底动脉的动脉瘤的破裂比例分别为 62%、58%和 53%。直径≤9mm 的动脉瘤中，前交通动脉的动脉瘤破裂风险超出大脑中动脉瘤的 2 倍，超出小脑后下动脉瘤的 1.5 倍。位于椎-基底动脉交叉处的动脉瘤破裂风险稍低于小脑后下动脉瘤，而稍高于大脑中动脉瘤。国际未破裂动脉瘤研究的结论是，在后循环、基底动脉顶、椎-基底动脉、大脑后动脉，以及后交通动脉的动脉瘤破裂比例高。Rinkel 等复习文献发现，后循环动脉瘤发生破裂相关风险系数为 4.1，高于其他部位动脉瘤。

总之，位于基底动脉分叉处和前、后交通动脉的未破裂动脉瘤的破裂风险比其他部位更高。相比之下，位于海绵窦内的动脉瘤发生出血的可能性较小。

（3）多发性动脉瘤：在所有动脉瘤患者中多发性动脉瘤约为15%～20%。资料显示多发性动脉瘤发生破裂出血的危险更大。1974 年，Mount 等对 158 例未破裂多发性颅内动脉瘤的患者进行回顾性研究，随访不到 11 年，出血率 10%以上。Winn 和 Wieber 等在研究中发现，未破裂多发性动脉瘤的破裂倾向，比单发的动脉瘤的更高。Juvela 等一项长达 14 年随访研究，动脉瘤破裂比例：偶然发现动脉瘤为 20%（5 例）；症状性未破裂动脉瘤为 33%（6 例）；多发性动脉瘤中仅有 18%（131例）。并在 2000 年的报告中指出，随访 20 年，未发生 SAH 患者占患者总数 65%～80%，这个数据在多发性，症状性以及偶然发现的动脉瘤之间没有显著差异。

Yasui 等指出，多发性动脉瘤发生破裂出血比例为 6.8%，而单发性动脉瘤破裂出血仅为 1.9%，也支持多发性动脉瘤发生破裂出血风险更高。Rinkel 等发现多发性动脉瘤患者发生动脉瘤破裂出血风险更高，与无症状性动脉瘤比，风险系数为 1.7。

目前，绝大多数研究支持多发性颅内动脉瘤破裂出血风险比单发性动脉瘤更高。

（4）动脉瘤生长与出血的关系：动脉瘤生长是指在研究过程中，重复血管造影检查时发现动脉瘤体积增大。1967 年，Bjorkesten 等研究 19 例颅内动脉瘤患者，所有病例都发生过动脉瘤破裂出血，未经外科手术干预，每隔 2 周至 10 年复查一次血管造影，其中 10 例复查时动脉瘤明显增大，其中 6 例发生 SAH；其余动脉瘤无变化的病例未出现破裂出血。1993 年 Juvela 等研究表明，发生破裂的 17 例动脉瘤在破裂前都明显增大；14 例没有出现破裂的动脉瘤复查动脉瘤造影时，动脉瘤大小无明显变化。1990 年，Sampei 等的结论相反，认为并无证据显示动脉瘤再次出血受其生长速度或最初大小的影响。

总之，动脉瘤生长与破裂风险是否有相关尚待研究。

（5）症状性动脉瘤：症状性动脉瘤是指出现与动脉瘤相关的明显症状和体征的动脉瘤，不含破裂出血的动脉瘤，这些症状是得以发现颅内未破裂动脉瘤的原因之一。症状性动脉瘤可以表现为头痛、脑神经麻痹和脑干症状等，可能增加出血风险，但并非所有的资料都支持此结论。

Rinkel 等认为，症状性动脉瘤发生动脉瘤破裂概率更高，发生破裂风险的相关系数为无症状性动脉瘤的 8.2 倍。然而，Wiebers 等通过多元因素分析认为，症状与出血风险之间并没有直接联系。Juvela 等随访 20 年后发生 SAH 的患者所占的比例 65%～80%，与多发性、症状性，以及偶然发现的动脉瘤相比并没有明显差异。

症状性动脉瘤多数来自后交通动脉，这部位动脉瘤破裂概率较高，可能是症状性动脉瘤具有更高破裂风险的原因。

（6）年龄：年龄增长被认为会增加动脉瘤出血的风险。Wiebers 复习文献指出，动脉瘤破裂概率随着年龄增长呈进行性增加。Wiebers 等研究发现，59 岁以上、动脉瘤直径≥10mm 的未破裂动脉瘤患者，发生动脉瘤破裂比例为 48%，是相同级别动脉瘤年轻患者（动脉瘤破裂比例为 24%）的两倍，但未发现患者年龄与动脉瘤大小之间存在联系。国际未破裂颅内动脉瘤研究也证实，有过 SAH 史的患者中，年龄增长会增加动脉瘤破裂出血危险。

Juvela 等则认为，患者年龄与动脉瘤的破裂危险呈相反的关系，年龄增加会降低动脉瘤出血的风险。

绝大多数文献报告认为，除高龄人群，年龄增长会提高动脉瘤破裂出血概率。

（7）高血压：高血压对动脉瘤形成和破裂影响可能很小或者无作用。血压突然升高可能对动脉瘤破裂有很大影响，但是 Wiebers 等跟踪随访 65 例 81 个未破裂颅内动脉瘤患者，经过多因素分析，高血压和动脉瘤破裂风险之间没有联系，在增加 65 例 80 个未破裂颅内动脉瘤随访研究后，结论仍无改变。

也有研究与之相悖，认为高血压会增加 SAH 的风险。1995 年，Taylor 等研究了 20767 例未破裂颅内动脉瘤住院患者，与随机取样的住院人群比较，将住院期间幸存患者被分成两组：未破裂颅内动脉瘤患者第一组和未破裂颅内动脉瘤患者第二组，第一组未破裂颅内动脉瘤患者中高血压患病率为 43.2%，第二组中高血压的患病率为 34.4%。发现第一组患者中高血压是发生 SAH 重要风险因素（风险比值＝1.46）。

目前资料对高血压是否增加动脉瘤形成和破裂出血的结论并不明确。

（8）吸烟：吸烟与动脉瘤破裂导致的 SAH 存在联系。在北美和欧洲，发生 SAH 的患者中 45%～75% 吸烟，但是在一般人群中，吸烟者只有 20%～35%。一般人群和发生过 SAH 患者的共同特点，男性和青年人吸烟比例高过其他人。大约 40% 发生 SAH 是由于患者大量吸烟引起的。2000 年，Juvela 等跟踪随访 87 例有 111 个未破裂动脉瘤和 7 例复发动脉瘤患者，随访时间 18.9 年。观察到 36% 未破裂动脉瘤患者，吸烟与动脉瘤的生长（≥3mm）具有明显相关性，同时认为吸烟还是形成多发性动脉瘤和破裂危险因素。2000 年，Qureshi 研究分析北美 54 个神经外科中心资料，认为吸烟是影响大动脉瘤的独立因素，而停止吸烟后动脉瘤大小是动脉瘤破裂风险的决定性因素。

虽然在西方国家人群吸烟比例在下降，但由于诊断技术的进步，以及人群的老龄化，所以 SAH 的发生率并没有发生变化。大多数文献报告，吸烟与动脉瘤性 SAH 密切相关。

（9）性别：女性颅内动脉瘤发生率高于男性。一些研究证实，女性动脉瘤破裂风险更大，相关风险系数为 2.1。然而大规模医院资料分析，性别并非出血风险的影响因素，仅从目前资料尚无法最终下结论。

第三节　颅内动脉瘤病因学

动脉瘤是动脉壁局限性扩张。动脉壁结构扩张形成真性动脉瘤；动脉壁部分或全层破裂可形成假性动脉瘤。

根据动脉瘤病因学分类，包括囊性动脉瘤、梭形动脉瘤、外伤性动脉瘤、感染性动脉瘤和肿瘤性动脉瘤。

一、囊性动脉瘤

1. 囊性动脉瘤

囊性动脉瘤多伴重度动脉硬化。绝大多数患者为中老年，常伴有高血压。动脉瘤呈"圆顶样"膨出，也可发展成巨大动脉瘤。

2. 浆果性动脉瘤

浆果性动脉瘤是最常见的动脉瘤，高发年龄在 50 岁左右，提示动脉瘤更像获得性退行性疾病而非先天性疾病或发育畸形。有很多家族性动脉瘤的报道。遗传性结缔组织异常可能是家族性动脉瘤的发病基础。

浆果性动脉瘤早期为脑动脉分叉处皱褶或轻微的薄层膨出，逐渐发展为小的圆顶样扩张。偶尔同一分叉处可长出两个动脉瘤。浆果性动脉瘤的基底可以很宽。小浆果性动脉瘤的壁薄脆透明，逐渐增厚。浆果性动脉瘤常在直径 5~10mm 时破裂，破裂点多在动脉瘤顶，该处直接受到血流的冲击。破裂处可以产生假性动脉瘤，动脉瘤囊壁上的结节样扩张多代表破裂部位。囊内壁血栓形成，血栓可以闭塞瘤腔。瘤内血栓很少引起动脉瘤自愈或静止。

颈动脉结扎术可降低动脉瘤囊壁的血流压力，促进动脉瘤缩小消失。有人认为，颈动脉结扎可使"水锤效应"降低。颈动脉结扎一段时间后，动脉瘤囊缩小，囊壁稳定性增加，瘤壁钙化形成。对于颈动脉结扎效果的报道存在矛盾。有些患者出现原动脉瘤部位的再次出血或新的动脉瘤形成。结扎颈动脉对侧可产生动脉瘤，这与动物实验相吻合。实验中结扎一侧颈内动脉可以诱发对侧颈内动脉系统发生动脉瘤。有些动脉瘤不断增大，后期可出现占位效应，包含大量层叠状血栓。

（1）浆果性动脉瘤的组织学变化：显微镜下可见浆果性动脉瘤起自薄壁处，呈轻度膨出或"漏斗样"扩张，常发生于后交通动脉起始部。动脉分叉顶点的中层缝轻度外翻被认为是前动脉瘤病变。Forbus 中膜缺陷理论实际为中膜肌层的裂隙，裂隙随年龄的增长而延长。

大动脉瘤囊壁主要由纤维组织及脂质沉着和钙化组成。外膜可见吞噬细胞和新生血管。

（2）浆果性动脉瘤形成假说：长期以来，浆果性动脉瘤被认为是先天性疾病（血管壁的畸形发育，或先天缺陷或发育不全的血管表现为薄弱环节最终导致动脉瘤样扩张）。"先天缺陷"与动脉瘤的关系尚无令人信服的解释。新生儿和婴儿很少出现浆果性动脉瘤，导致先天性理论受到质疑。

学者认为，应把重点研究早期动脉瘤，继续假设动脉瘤为先天性畸形缺乏新的科学证据，动脉瘤侧 Willis 环发育畸形率高这一观点已被否定。年龄分布和脑动脉硬化的发生率提示动脉瘤是退行性改变，而不是先天发育异常，以前很多动脉瘤病因学研究支持这一观点，证实三种早期动脉瘤改变。

1）肉眼可以观察到的分叉顶点壁变薄，而分叉处其他部位壁厚。薄壁处有些萎缩；内弹力层缺失和断裂，代之以纤维组织；肌层、外膜变薄。这些早期动脉瘤改变主要出现于中年。超微结构研究发现，这些早期动脉瘤改变伴随弹力层的稀少或缺失；基底膜增厚、分层、增多和分离；中膜肌细胞减少或消失。有些病例脂质在侧壁出现，但不在动脉壁最薄处出现，这些变化可见于粥样动脉硬化。

2）牛角形或漏斗形动脉瘤。主要发生于后交通动脉的起始部，有时被称作漏斗样扩张。组织切片显示这也是中膜萎缩的位置。

3）脑动脉分叉顶点的微型扩张往往不超出外膜。可以涉及部分或全部裂隙，也可发生于顶点侧方凸向邻近的中膜。这些扩张伴随着内弹力层不同程度的缺失。

对早期动脉瘤的研究显示，在囊性扩张形成之前，中膜常常被破坏或缺失。早期动脉瘤壁可以薄而不破，内膜增厚似乎是为了加强动脉瘤壁。

黑猩猩也可患浆果性动脉瘤，但在其他动物中却没有。以目前的病因学知识看来可能相关因素：①人类动脉硬化比动物更明显；②人类更长寿；③人类比动物更易患高血压病。

（3）浆果性动脉瘤的发病条件：已经证实，前交通动脉瘤患者两侧前动脉的对应段间存在血流不均衡性。使血液向一侧灌注，以均衡远端的血流。非浆果性动脉瘤囊可以卷入兔动静瘘的传入端，早期改变是内弹力层断裂、撕裂。这些均说明血流动力学因素在动脉瘤的形成过程中扮演了重要角色，但动脉瘤患者中高血压的发病率并不高于非动脉瘤人群，动脉瘤患者 Willis 环畸形的发生率并不高于非动脉瘤人群，提示血流动力学因素只是动脉瘤的诱因，而非必要因素。

脑动脉不同于身体其他部位动脉，主要由内膜（含内弹力层）、中膜、外膜（无外弹力层）组成。脑动脉分叉处往往存在中膜缺失。与颅外动脉不同，颅内动脉仅有一层弹力组织即内弹力层，有理由认为，只有首先造成这层结构的损害才能产生动脉瘤。Campbell 用电镜扫描动脉粥样硬化患者脑动脉分叉处内弹力层的孔隙。孔隙的平均直径明显增大，80％的分叉部位可见内弹力层断裂。他们认为，孔隙的扩大提示内弹力膜的退行性改变可能导致微动脉瘤形成。对动脉分叉漏斗样扩张的病理研究中，也可以观察到内弹力层发生退行性变。Quiley 等在大鼠颈内动脉制造 1mm 的切口后再用激光吻合，动脉瘤的形成率高达 100％，认为这是内弹力层破坏的结果。Garmichael 研究了40 例中膜缺陷的脑动脉和 200 例直径超过 1mm 的粥样硬化动脉后认为，只有中膜和内弹力层同时缺陷时才会出现动脉瘤。Hazama 等对鼠动脉瘤模型早期改变的光镜研究中，发现动脉结构的最初变化并非出现于分叉顶点处，而是在内膜垫附近，表现为内弹力层各种退行性变或消失，伴随中膜变薄。Espinosa 等的电镜研究也有同样发现，提示内弹力层破坏是动脉瘤形成的基础。

有学者注意到，动脉瘤壁存在大量的胶原蛋白水解酶（MMPs），尤其在内膜相当于内弹力层处该种酶大量存在。这一现象提示在原内弹力层处酶的弹力纤维水解活性明显增强。胶原蛋白水解酶在不同的部位和病变中的分布和浓度不同，对不同的蛋白成分的溶解破坏能力不同。胶原和弹性蛋白是血管壁承受外力作用的主要纤维蛋白，MMPs 对胶原蛋白和弹性蛋白具有很强溶解破坏作用。因此 MMPs 在血管塑形上发挥重要作用，过度表达或浓度上升时对血管壁产生的破坏作用增加，引起病理性改变。研究还证实，单核/巨噬细胞的浸润与动脉瘤发病密切相关，而胶原蛋白水解酶可由巨噬细胞/单核细胞表达。炎性反应对动脉瘤形成的作用同样可以由动脉瘤壁上的细胞黏附分子-1（ICAM-1）增高进一步说明。以上研究提示某种原因引起动脉壁的炎性细胞浸润，炎细胞介导的弹力胶原蛋白水解酶过度表达，促使动脉壁弹力纤维和胶原的降解过度，动脉壁强度下降，是最终导致动脉瘤形成的重要环节。

（4）脂蛋白（a）的作用：脂蛋白 a［lipoprotein（a），Lp（a）］是类似低密度脂蛋白（LDL）的一种脂蛋白，包含胆固醇、磷脂、胆固醇酯、甘油三酯和载脂蛋白 B（ApoB），以及通过二硫键与 ApoB 结合的载脂蛋白 a［Apo（a）］。研究调查显示，由于 Lp（a）可以使 ApoA 过度表达，加速动脉粥样硬化形成，而提出血浆高 Lp（a）是心血管疾病的危险因素。此外，由于 Lp（a）具有纤溶酶原抑制特性，因此 Lp（a）可能参与动脉瘤的形成。

Bolger C 测定了 50 例动脉瘤患者的血浆 Lp（a）水平（患者不合并缺血性心脏病、脑卒中、外周血管疾病和颈内动脉粥样硬化），结果发现患者的 Lp（a）水平（20.1±0.42mg/dL）与正常对照（10.8±0.47mg/dL）存在显著差异；而且女性患者（22.2±0.6mg/dL）比女性对照组（9.5±5.3mg/dL）明显上升。而男性患者与对照之间无显著性差异。学者提出，Lp（a）可能是血管壁存在修复缺陷的标志物，结合动脉瘤在女性中发病率高的现象，反映遗传缺陷，如 Lp（a）影响动脉壁的修复，导致动脉瘤的形成。

Phillips J 等进一步对动脉瘤患者亲属血浆 Lp（a）水平进行检测，发现在动脉瘤患者的 25 个亲属血浆 Lp（a）水平 53.7±1.2mg/dL，而无动脉瘤亲属的 Lp（a）水平为 22.1±1.45mg/dL，对照组为 10.5±0.48mg/dL，其中发现 11 人有无症状性动脉瘤。学者提出，通过对动脉瘤患者亲属检测 Lp（a）水平以早期发现动脉瘤，基因水平的研究可能有助于进一步证实 Lp（a）和动脉瘤发生的关系；Lp（a）可能是动脉粥样硬化和动脉瘤形成的共同因素。

（5）遗传性结缔组织病与浆果性动脉瘤：Ehlers-Danlos 综合征（Ehlers-Danlos syndrome）是一类异源性遗传代谢病，其中Ⅳ型综合征表现为Ⅲ型胶原缺乏，Ⅳ型患者中可存在颅内动脉瘤。浆果性动脉瘤应被认为是结缔组织素乱的一个并发症，这种结缔组织素乱引起了血管退行性改变。也有人报道 Marfan 综合征伴发颅内动脉瘤或前动脉瘤改变。

目前，对于颅内动脉瘤病因最合理的解释是获得性、退行性血流动力学因素引起的病变。动脉分叉处的退行性变化与动脉瘤病理发生有关，而这种变化的原因是炎性反应引起了蛋白水解酶的增多。遗传和环境因素在动脉瘤发病中是重要诱因，炎性反应的原因有待进一步深入研究。

二、梭形动脉瘤

梭形动脉瘤常位于弯曲度较大的颈内动脉虹吸段，较为平直的颈内动脉海绵窦段较少受累。病变可以为双侧，最常见于中老年女性。病变逐渐增大可压迫周围神经，但很少引起颅内压增高。梭形动脉瘤破裂可以引起颈内动脉海绵窦瘘，偶尔出血可破入颅腔。

颈内动脉分叉段梭形动脉瘤一般较小，最大体积的梭形动脉瘤常发生在后交通动脉起始部。有些颈内动脉梭形动脉瘤较大，可同时伴有椎基底动脉瘤，破裂少见，但可出现神经压迫症状，在动脉瘤过大时可致颅内压增高。

椎动脉梭形动脉瘤可以很小，多为双侧，呈圆柱状，多无临床症状。基底动脉梭形动脉瘤可伴严重的动脉硬化，脑动脉广泛受累。动脉瘤囊壁可伴钙化，患者可伴有高血压。基底动脉梭形动脉瘤进一步扩张可形成囊性动脉瘤。动脉瘤可以压迫脑干出现严重症状，但很少破裂。

三、感染性动脉瘤

（1）细菌性动脉瘤：20 世纪初，发明抗生素之前，严重感染和细菌性心内膜炎很常见，细菌性动脉瘤多见。这些动脉瘤常合并细菌性心内膜炎、肺脓肿和败血症。动脉瘤直径＜1cm，呈囊性（有些为梭形）。通常多位于远端小血管，特别是中动脉分支，可出现在脑动脉分叉；多发占14％～50％；动脉瘤壁可以增厚、钙化。

细菌性动脉瘤的高发年龄在 10～30 岁。这一年龄与细菌性心内膜炎的发病年龄相吻合。过去绝大多数细菌性动脉瘤由风心病或先心病伴发的亚急性心内膜炎引起，病原菌常为链球菌。细菌性动脉瘤也可以出现在心血管疾病术后。

软膜动脉形成脓栓，引起急性动脉炎。细菌数增加，浸润动脉壁、内弹力层，中膜破坏，随后发生扩张形成动脉瘤，进一步发展导致破裂。血栓可以防止动脉瘤破裂，但感染性栓子多易碎，可化脓。当细菌破坏性浸润时，可在动脉瘤形成前发生破裂，引起蛛网膜下腔出血或脑出血。

抗生素可控制细菌生长，但动脉瘤是永久性的，常需手术治疗。细菌性动脉瘤的发生率尚不清楚。结核性脑膜炎也可引起动脉瘤。

（2）霉真菌性动脉瘤：霉真菌性动脉瘤只有在患者有糖尿病或获得性免疫缺陷综合征、心瓣膜术后和服用细胞毒性药物情况下才能诊断。毛霉菌浸润血管壁能力较强，易引起动脉瘤。霉真菌性动脉瘤也可由曲念珠菌属、曲霉菌属和青霉菌属引起。

疑有感染性动脉瘤，应该行心超声检查以证实有无心内膜炎。血培养和腰椎穿刺脑脊液培养可鉴别感染的细菌。

感染性动脉瘤一经诊断及血培养证实，最重要的是用有效的抗生素控制感染，其次是要尽快纠正心脏问题。

四、脑动脉夹层

脑动脉夹层也称为夹层动脉瘤，较少见。平均发病年龄在20～30 岁，但年龄跨度很大（6 个月至 70 岁）。男性较女性更为常见；正常血压者较高血压患者常见。

内弹力层可以部分或全层入动脉瘤壁。分层的内弹力层也可以将有血流的假腔分成两个部分。动脉瘤可以扩大，血流可以重建。除了内弹力层横断或纵行分层，动脉可以没有其他的病理改变。

脑外伤可引发夹层动脉瘤。有些病例可以伴随不同程度的动脉硬化。

夹层动脉瘤在中动脉最常见，有时也可见于颈内动脉末端和前动脉，病变可以累及一支以上的动脉，椎-基底动脉均可受累。夹层动脉瘤常可累及血管径的半周以上。有些夹层动脉瘤可以累及中膜和外膜。蛛网膜下腔出血少见，但脑脊液呈现血性或黄染。有的病例内膜没有破裂却直接在中膜分层。

五、创伤性动脉瘤

和平时期创伤性动脉瘤占颅内动脉瘤的不足 1％，战时动脉瘤占头部弹片伤的2.5％。闭合性颅脑损伤牵拉或损伤脑血管分叉部位引起，典型的部位包括床突上颈内动脉穿过硬脑膜处、大脑中动脉近端邻近蝶骨嵴处、胼缘动脉邻近大脑镰下缘处；某些医源性的损伤如颅底、静脉窦、眼眶或其周围的手术后发生动脉瘤；枪弹穿通伤和刀伤也可导致外伤性动脉瘤。大多数创伤性颅内动脉瘤不是真正的动脉瘤，也称假性动脉瘤，即动脉壁全层破裂，其"壁"实际上由周围脑结构形成。大动脉的假性动脉瘤多不能自己形成血栓。可以反复出血并形成动静脉瘘，也可以发生大出血。动脉瘤囊是一个假囊，由血凝块、分层的纤维和粗糙的组织形成。一些假性动脉瘤经过修复导致囊壁纤维化，形成新内膜，很像浆果性动脉瘤。迟发性的颅内出血如硬脑膜下出血、蛛网膜下隙出血、脑室内或脑实质内出血为最常见，常在外伤后数日或数周，也可延迟到数月或数年发生。某些患者可能反复出现鼻出血或进行性脑神经麻痹。高度怀疑创伤性动脉瘤时，可行 CTA 或 MRA 检查。如邻近大血管的穿通伤或其他损伤合并 SAH、或迟发性脑出血均应考虑行脑血管造影，根据造影结果早期行预防性手术治疗。

六、肿瘤性动脉瘤

肿瘤性动脉瘤是肿瘤组织侵入动脉壁的结果，可见于心脏栓塞性黏液瘤。这些动脉瘤较少见但易于识别。黏液瘤常发生于左心房（75%）。肿瘤组织在血管内游走可致肿瘤性栓塞。在所有肿瘤性栓塞患者中，脑血管栓塞占 50%。脑栓塞可以首先表现为中动脉受累，有时为双侧受累，椎-基底动脉次之。但有时颅外动脉也可受累。动脉瘤常为不规则、梭形或叶片状的灰白色隆起。通常动脉瘤直径不超过 5mm，最大直径可达 25mm。病变沿着软膜血管终末支走行。浸润破坏动脉壁结构，引起狭窄、不规则扩张和血栓。

家族性心脏黏液瘤多发生于年轻人，平均年龄 24 岁，常呈多灶性，可伴随多发皮肤病变（色素沉着、痣和黏液瘤）、口腔肿瘤或其部位肿瘤（垂体、肾上腺、睾丸）和黏液性乳房纤维瘤。本组一家族4位兄弟患脑动脉瘤，合并黏液瘤。非家族性黏液瘤主要见于中年女性，平均年龄51岁，左心房黏液瘤常为实性。黏液瘤组织含有黏多糖酸和星形或多角形细胞。这类细胞缺少嗜酸性胞质，有时呈多核。确诊依据心脏黏液瘤和多发血栓。肿瘤引起结缔组织增生，且可能引起动脉壁破坏致血流动力学改变（有争议），动脉壁可增厚，可表现轻度炎症反应。

学者发现 1 例女性患者，首发症状为蛛网膜下腔出血，经 DSA 证实为动脉瘤。手术切除动脉瘤，病理诊断为卵巢肿瘤性动脉瘤。术后确诊卵巢癌并接受手术和化疗。

七、粟粒样动脉瘤

粟粒样动脉瘤呈囊性、梭形或不规则病变，直径常<1mm，这种病变仅出现于脑动脉，特发于丘脑、基底节、纹状体、屏状核、桥脑、小脑或大脑皮质，被认为是高血压脑出血的原因。不包括 70 岁以上患者因脑动脉淀粉样变性引起的脑叶及皮层下出血。粟粒样动脉瘤的壁由外膜残余物组成。载瘤动脉薄而透明，少有细胞结构，有时也有一些脂质和噬脂细胞。这类变化被称作"脂质透明样变性"，但很可能与动脉粥样硬化高度相关。粟粒样动脉瘤多见于长期患高血压的患者，与原发脑出血关系密切。粟粒样动脉瘤易于出血，可引起没有症状的小出血或原发脑内血肿。粟粒样动脉瘤一旦破裂，可血栓形成，引起小的腔隙性梗死或软化，伴随铁质沉着。

八、脊髓动脉瘤

脊髓动脉瘤很少见，可能是因为脊髓血管细且血管退行性变的严重程度较低有关，也可以源自炎症，如多发动脉炎病灶。退行性动脉瘤病变常伴随动静脉瘘，这时动脉瘤样扩张可累及动脉、静脉或两者同时受累。主动脉狭窄患者易于患同侧脊髓动脉动脉瘤。脊髓蛛网膜下隙出血较少也反映了脊髓动脉瘤较少。

第四节　颅内动脉瘤的分类

依据颅内动脉瘤病因学、动脉瘤体积、动脉瘤部位和手术难度分类，本节介绍颅内动脉瘤的四种分类方法。

一、病因学分类

（1）囊性动脉瘤或浆果性动脉瘤：经典理论认为，颅内动脉壁中层先天缺陷薄弱形成。常发生在颅内动脉分叉处，占颅内动脉瘤总数的 80%～98%。囊性动脉瘤可以分为颈部、体部和顶部三部分。

（2）梭形动脉瘤：多由于脑动脉硬化所致，常见于颈内动脉、椎-基底动脉和大脑中动脉。

（3）夹层动脉瘤：可因外伤、结缔组织病、遗传疾病或动脉硬化造成，累及颈内动脉和椎-基底动脉。夹层动脉瘤多系动脉的内层和中层破损，在外膜下形成夹层动脉瘤，外膜一旦破裂造成蛛网膜下腔出血。血液因内膜撕裂而进入动脉壁内，形成动脉壁内血肿（假腔）。这种血肿多位于动脉中层，或邻近内膜和外膜层。内膜下夹层导致动脉管腔狭窄和闭塞，从而引起缺血性事件。

（4）创伤性动脉瘤或假性动脉瘤：多由外伤引起，动脉壁全层破损后凝血块机化形成，壁内无血管成分。常见于颈内动脉海绵窦段。

（5）感染性动脉瘤：包括细菌性和霉真菌性动脉瘤两种，常见于亚急性细菌性心内膜炎，大脑中动脉是好发部位。

二、动脉瘤尺寸分类

（1）小型动脉瘤：直径≤1.5cm。直径≤2mm 的动脉瘤称为微小动脉瘤。

（2）大型动脉瘤：直径 1.6～2.4cm。

（3）巨大动脉瘤：直径≥2.5cm。

三、动脉瘤部位分类

90%颅内动脉瘤位于前循环动脉（颈内动脉系统），常见的部位是大脑前动脉（ACA）/前交通动脉（ACoA）分叉处，颈内动脉（IA）/后交通动脉（PCoA）分叉处，大脑中动脉（MCA）；后循环动脉瘤（椎-基底动脉系统）常见部位包括基底动脉顶部，椎动脉/小脑后下动脉（PICA）分叉处，以及基底动脉/小脑前下动脉（AICA）分叉处。

（一）前循环动脉动脉瘤

1. 床突下段动脉瘤

颈内动脉颈段及岩段动脉瘤。

2. 床突旁动脉瘤

（1）海绵窦段动脉瘤。

（2）床突段动脉瘤。

（3）眼动脉段动脉瘤：眼动脉瘤、垂体上动脉瘤、眼动脉段背侧动脉瘤。

3. 颈内动脉床突上段动脉瘤

（1）颈内动脉-分叉段动脉瘤。

（2）颈内-后交通动脉。

（3）脉络膜前动脉段动脉瘤。

（4）中动脉段动脉瘤。

（5）前-前交通动脉动脉瘤：前交通动脉复合体。

（6）前动脉远端动脉瘤。

（二）后循环动脉动脉瘤

1. 椎动脉动脉瘤

（1）椎动脉与基底动脉结合部动脉瘤。

（2）小脑后下动脉动脉瘤。

2. 基底动脉瘤

（1）基底动脉分叉（顶端）动脉瘤。

（2）大脑后动脉动脉瘤。

（3）小脑前下动脉动脉瘤。

（4）基底动脉干动脉瘤。

四、手术技术难度分类

（1）一般性动脉瘤。

（2）复杂性动脉瘤：巨大动脉瘤、多发动脉瘤、椎-基底动脉动脉瘤、海绵窦段动脉瘤、血管内治疗后动脉瘤。

第八章 颅内动脉瘤手术学基础

第一节 动脉瘤夹及其应用

一、动脉瘤夹演变历史

动脉瘤夹演变的过程反映神经外科百年历史。早期动脉瘤夹闭手术采用库兴银夹。银夹是神经外科手术用于夹闭血管止血重要器械，解决了神经外科手术野狭小、深在，无法采用外科惯用的丝线接扎血管止血的办法。现代动脉瘤夹是从库兴银夹演变而来的。

（1）血管夹：1937 年，Dandy 第一次直接开颅使用普通银夹夹闭颈内动脉动脉瘤。直到 20 世纪 60 年代，许多银夹被改进成不同的类型血管夹，以保证夹子的闭合力和稳定性。

（2）颈部颈内动脉分期结扎钳：1938 年，Dott 发明了颈内动脉分期结扎钳，经 7～10 天逐渐拧紧螺扣，闭锁颈内动脉。1979 年，Selverstone 改进了分期夹闭颈内动脉钳，动脉被完全闭锁后，再反方向旋转血管夹柄使其与血管钳分离，血管钳即埋在患者颈部皮下不需取出。20 世纪 80 年代前，还有一些不同类型颈部颈内动脉瘤分期结扎钳应用于临床。

1980 年，首都医科大学附属北京天坛医院神经外科仿制分期结扎钳，替代缝线分期结扎颈内动脉，治疗颈内动脉-后交通动脉瘤。20 世纪 90 年代，在开颅夹闭颈内巨大动脉瘤手术前，使用颈内动脉分期结扎钳结扎颈内动脉，然后二期手术开颅夹闭、切除动脉瘤，在部分病例替代了血管重建手术。

1990 年，Bajer 和 Samson 分期结扎夹阻断颈内动脉后，18 号针头穿刺巨大动脉瘤，使动脉瘤内压力下降，便于显露动脉瘤颈部。

1959 年，Crutchfield 还发明螺旋血管钳，逐渐拧紧闭塞前动脉，用于夹闭前交通动脉瘤，但是未得到推广使用。

20 世纪 60 年代前的经典神经外科时期，受分离、显露动脉瘤和早期动脉瘤夹质量等因素的限制，开颅直接夹闭动脉瘤颈手术风险很大。美国外科医师 Rudolph Matas 发明了 Matas 试验（Matastest）。Matas 试验操作方法：在患者患侧颈部颈内动脉处逐渐加压阻断血流，每天增加阻断时间，如果患者能够耐受阻断 20 分钟，对侧肢体功能和语言正常，即认为颈动脉侧支循环代偿满意，可以实施患侧颈内动脉结扎手术，为此发明 Matas 架替代用手压迫颈内动脉。

（3）钛合金动脉瘤夹：以上介绍的早期用于动脉瘤的各式血管夹共同缺点是两叶张口小，血管夹闭合后无法完全闭塞动脉瘤颈，因此仅限用于体积小的动脉瘤。进入显微神经外科时代，神经外科专家和厂家设计出各类动脉瘤夹。

1950 年，Schwartz 发明弹簧夹和 Mayfield 发明了持夹器，为动脉瘤外科手术开创了新的一页。1966 年，Scoville-Lewis 动脉瘤夹，由钛合金丝绕制而成，重量轻，弹簧部位（动脉瘤夹体部）体积小，不需要特殊的持夹器，用一般外科针持即可夹住动脉瘤夹弹簧部，操作方便。Scoville 动脉瘤夹是 20 世纪 70—80 年代国内使用最广泛的动脉瘤夹，当时学者曾委托七机部的人员仿制 Scoville 动脉瘤夹，开展动脉瘤夹闭手术。Scoville 动脉瘤夹可以取出和调换位置，缺点是动脉瘤夹的两叶张开的范围小。

1978 年，为了避免夹闭巨大动脉瘤时动脉瘤夹滑动，Mayfield-Kees 研究出带齿的和单力更强、更薄的弹簧夹。

进入 20 世纪 60 年代，显微神经外科推动动脉瘤手术技术的发展，同时也给动脉瘤夹的质量提出更高的要求。首先，采用钛合金和钴合金制作动脉瘤夹材质替代了不锈钢，增加了动脉瘤夹的强度，抗腐蚀性能也比不锈钢动脉瘤夹好。同时，钛、钴合金动脉瘤夹非铁磁，手术后患者在磁共振检查时，动脉瘤夹不会移位和转动。

加拿大医师 Drake、瑞士医师 Yasargil，以及日本医师 Sugita 等人为改进动脉瘤夹做出贡献。

1969 年，瑞士神经外科医师 Yasargil 与德国 Aesculap（蛇牌公司）合作，研制成功新型动脉瘤夹，夹子的体部较小，两叶圆钝不易损伤动脉瘤颈。

1976 年，日本神经外科医师 Sugita 与日本 Mizuho 公司合作研制出 Sugita 动脉瘤夹，其中跨血管动脉瘤夹，也称为环状动脉瘤夹可以跨过载瘤动脉夹闭动脉瘤颈，用于宽颈动脉瘤的载瘤动脉重建，Sugita 设计的特长型动脉瘤夹最长达 4cm，为夹闭巨大动脉瘤提供了条件。

包裹动脉瘤夹是为包绕动脉而设计的 Sundt 动脉瘤夹系列。动脉瘤夹内面含特氟龙织物，载瘤动脉破裂出血时，紧急夹住后可以封闭破口重建动脉。

20 世纪 90 年代进入微创神经外科时代，德国神经外科医师 Perneczky 利用微骨窗入路夹闭动脉瘤。为了减少占据手术空间，他设计的动脉瘤夹尾端分叉，持夹器从动脉瘤尾段内侧撑开动脉瘤夹，从而可以直视下观察到动脉瘤的顶端。

二、钛合金动脉瘤夹

（1）动脉瘤夹的构造：动脉瘤夹由体部、支点、两叶和安全环组成。叶有各种不同外形，直形、向上或向下、向侧方成角。

目前临床经常采用 Sugita、Yasargil 和 Sundt 等设计的动脉瘤夹，结构基本相同，动脉瘤夹体部亦是动脉瘤夹的弹簧部。设计成希腊字母"α"形状，动脉瘤两叶合拢后，紧紧靠在一起，保证夹闭的压力。为了消除动脉瘤夹发生剪刀作用，动脉瘤夹轴心部位安置一枚安全环（桥线系统）。

动脉瘤夹持器前端设计与动脉瘤夹体部是配套的，各公司生产动脉瘤夹和持夹器的规格各不相同，不能交换使用。

（2）动脉瘤夹的类型：临时动脉瘤和永久动脉瘤夹：临时动脉瘤夹体部外表镀成金色可与永久动脉瘤夹区别。临时动脉瘤夹的两叶宽、夹闭压力低，＜70g（仅为永久动脉瘤夹的一半）。临时动脉瘤夹用于临时阻断动脉降低动脉瘤内压力，或在置放永久动脉瘤夹前实验性夹闭动脉瘤。

（3）动脉瘤夹的性能：一枚质量上乘的动脉瘤夹需要具备以下条件：易被持夹器持握；动脉瘤夹轻巧，置放时不妨碍手术医师术野，置放到位后自行移位幅度小；动脉瘤夹两叶顶端刃部设计成锥形，可以使动脉瘤夹顺滑通过动脉瘤颈两侧；可用的最宽开口适用不同动脉瘤瘤颈；动脉瘤夹闭合压力足够大，动脉瘤体部内表面有菱形花纹；多种型号适应复杂性动脉瘤；当动脉瘤夹位置不当时容易取出。新款的动脉瘤夹可不受磁场影响，保证患者手术后复查 MRI 的安全。

动脉瘤夹的弹力和夹闭压力是动脉瘤夹质量重要指标之一，分为动脉瘤夹的张开拉力和夹闭压力，前者是在置放前张开夹所需力，以最小为佳。弹性规律是闭合的压力与夹两叶之间成正比杠杆规律是从杠杆支点开始与叶的长度成反比。动脉瘤夹的夹闭压力值以能夹紧动脉瘤颈为宜。最初，手术医师用动脉瘤夹夹手指，以受试者的痛觉判断动脉瘤的夹闭压力。目前国际上尚无动脉瘤夹的工业标准，证实不同的动脉瘤夹的张开拉力与闭合压力。由于测量方法不同，很难对比不同制造商提供的动脉瘤压力数据。

值得临床医师注意的是，手术中应该避免反复张合动脉瘤夹，以免动脉瘤夹金属疲劳，降低动脉瘤夹的夹闭压力。

三、动脉瘤夹持夹器和动脉瘤夹取出器

要求动脉瘤夹持器抱握动脉瘤夹时稳定，解脱动脉瘤夹时容易移除。

动脉瘤夹持夹器有直头和弯头两种基本类型，前端动脉瘤窝槽深浅和大小不同，常用的长度 90～225mm。动脉瘤夹持夹器柄设有活动的关节，供手术中从不同角度置放动脉瘤夹。各公司生产的持夹器类型各异，相互之间不能混用，否则会造成动脉瘤卡在持夹器的槽中无法脱离持夹器的危险。

目前使用的动脉瘤持夹器柄配有弹簧装置，可以握住动脉瘤夹，置放时手术者加压持夹器柄，动脉瘤夹即可以脱离。

动脉瘤夹取出器有直头和弯头两款供选用。动脉瘤夹取出器与持夹器的区别在于动脉瘤夹取出器夹槽宽，便于在狭小的手术空间将不同位置的动脉瘤夹取出。

四、动脉瘤夹的正确使用

动脉瘤夹闭手术中选择合适动脉瘤夹并置放在合适部位比较困难，也是手术成功的关键技术，医师必须熟悉不同型号动脉瘤的特点，以及使用动脉瘤夹持夹器的方法。

首先，应该拥有一整套动脉瘤夹，即使没有系列的动脉瘤夹，在复杂动脉瘤手术中，也必须有几个不同型号的动脉瘤夹。如果动脉瘤夹的种类单一，手术中无法挑选，手术风险很大。

置放动脉瘤夹时要慢慢移动动脉瘤夹，同时做好重新打开、调整夹闭位置的准备。

动脉瘤夹与动脉瘤持夹器不配套，或持夹器长期使用弹簧疲劳，都可造成动脉瘤夹卡在持夹器槽中不能脱离持夹器。动脉瘤夹卡在持夹器的夹沟槽内，如术者不知情抽离持夹器时动脉瘤连同持夹器一起被抽回，会撕破动脉瘤颈。为此，在夹闭动脉瘤前术者应该检查持夹器的工作状态，性能是否良好，夹闭动脉瘤取出持夹器前观察持夹器的前端是否张开，动脉瘤夹是否脱落。一旦发现动脉瘤夹未脱落，需要重新张开动脉瘤夹持夹器将其去除，更换持夹器重新安放。

第二节 动脉瘤破裂后IV、V级外科治疗

据文献报道，颅内动脉瘤破裂后，处于 Hunt & Hess 分级IV、V级的病例约占出血总病例数的20%～40%，这部分患者病情危重，存在严重神经功能障碍，病理生理过程复杂多变，死亡率和致残率很高，总体预后较差，因此临床上又将IV、V级病例称为差分级状态。

一、动脉瘤破裂导致神经功能状况不良的原因

（1）颅内压增高引起脑组织缺血：研究证明，动脉瘤破裂后不管是否形成颅内血肿，颅内压力均突然增加，过高的颅内压增加使得脑灌注压甚至接近于 0，颅内压增高引起全脑严重缺血。

（2）出血对脑组织的直接损伤：动脉瘤破裂后，与动脉瘤破裂部位关系密切的神经组织可能受到出血的直接损害，如前交通动脉瘤出血可直接损伤下丘脑、突入脑干内的椎基底动脉瘤破裂可直接损伤脑干等。

（3）颅内血肿：出血造成的颅内血肿及血肿周围脑水肿不仅导致局部神经功能障碍，而且使颅内压进一步增加。

（4）脑水肿：出血以及出血后颅内压增高所致的颅内低灌注状态，导致弥漫性脑组织缺血和弥漫性脑组织水肿，使颅内压增高和脑组织缺血进一步恶化。

（5）脑积水：出血后急性脑积水多见于颅后窝血肿或出血破入脑室形成脑室铸型，导致脑脊液循环急性受阻。

另外，随着时间延长，各种并发症的出现及脑血管痉挛导致的延迟性脑组织缺血性改变成为病情恶化的重要原因。

目前使用的蛛网膜下腔出血（SAH）后的分级系统，虽能够评估医师接触患者时（入院时）患者疾病的严重程度，但由于患者入院距离发病的时间差异很大，因此医师初次见到的患者，可能是刚刚发生出血的患者，也可能是已出血一定时间的患者，这些患者即使同处在相同分级状态，脑组织所遭受的病理损害也可能相差很大。有的患者出血后短期内神经功能障碍很重，即使按照 Hunt & Hess 分级判定为Ⅳ、Ⅴ级的患者，但经数小时后可能逐渐改善，而且经过手术或血管内治疗，最终的效果仍很理想。但是也有一部分患者，病情始终不能改善甚至逐渐加重，尽管经过积极治疗，最终仍不能摆脱重残或死亡的噩运。曾有学者观察到，动脉瘤破裂后，部分患者颅内压增高持续存在，即使使用过度换气和脱水剂治疗，颅内压也不会降低，直至患者死亡，而另一部分患者增加的颅内压呈搏动性，最终趋势是逐渐下降，甚至可能下降到正常状态。这种观察与临床上一部分患者出现自发性病情改善的过程相符，临床病情随时间过程改善的Ⅳ、Ⅴ级患者，提示早期脑功能的障碍可能是可逆的。

但在动脉瘤破裂后早期，很难判断这些处在Ⅳ、Ⅴ级严重神经功能障碍的患者，哪些是可逆性的，哪些已经发生了不可逆性损害，如果能够判断出哪些患者的脑功能损害是可逆性的，对治疗选择和预后判断将会有很大帮助。因此，临床上对那些出血后早期病情严重，但随着时间延长表现有自发性改善趋势或经控制血压和颅内压等措施处理后病情逐步改善的患者，应有更积极的处理态度。

二、手术时机

对出血后Ⅳ、Ⅴ级患者手术指征和手术时机的选择，一直存在较大争议。由于Ⅳ、Ⅴ级患者临床表现危重，颅内的病理过程使得急性期手术致死率和致残率均很高，因此过去对Ⅳ、Ⅴ级患者的治疗多持保守态度，一般先采取内科治疗，等待患者情况改善后再施行手术治疗，尤其是 Ⅴ 级患者。但是，临床观察也发现，Ⅳ、Ⅴ级的患者再出血发生率比 Ⅰ～Ⅲ级的患者更高，伴发的脑内血肿、脑室内出血、脑积水等也更容易加重脑组织的继发性损伤，即使度过急性期，这些患者脑血管

痉挛等并发症的发生概率更高。在整个疾病过程中，这部分患者即使存在病情缓解，或根本没有缓解的机会又可能因再次出血或延迟性脑组织缺血而使病情恶化甚至死亡。为预防早期再出血及阻断可能不断恶化的病理生理过程，近年来，对IV、V级患者采取急诊手术治疗的病例不断增多，很多学者均报道了急性期手术后较为满意的治疗效果，推荐对IV、V级患者采取积极的早期手术治疗。

三、手术适应证

下列IV、V级患者可施行动脉瘤的直接手术治疗的适应证：

（1）存在脑内、外侧裂内或硬脑膜下血肿，并有因血肿引起的占位效应。

（2）出血破入脑室并引起脑室铸型。

（2）经内科治疗病情在 24 小时内（尤其是 12 小时内）改善。

（4）患者年龄较轻，出血时间不超过 24 小时，家属迫切要求治疗。

（5）具有以上情况的IV、V级患者，所在医院又具有处理急性破裂动脉瘤的经验时，可采取积极手术治疗。必需指出，动脉瘤破裂后差分级患者急性期手术存在很大的手术风险，需要有配合良好的手术团队，包括急诊、放射、神经外科、血管内治疗等科室的合作，同时需要有配合良好的手术团组和手术后的精心管理。

四、手术禁忌证

（1）出血后病情严重，尽管不存在颅内血肿和急性脑积水，但经控制血压、颅内压等措施后病情无缓解甚至继续加重。

（2）出血后存在呼吸循环功能明显障碍，经复苏处理后没有改善。

（3）脑疝时间过长，估计手术后脑干功能难以恢复。

（4）距离出血时间已经超过 24 小时，但病情无改善迹象者；此时颅内压增高及伴发的脑水肿已相当严重，手术处理的风险增大，除非有明显颅内血肿或脑积水，应先采取内科治疗，待病情改善后再行手术。

（5）处于脑血管痉挛期的患者。

（6）高龄、体弱、存在其他器官功能障碍者。

（7）存在高热、消化道出血、严重水电解质紊乱。

五、手术前准备

一旦决定手术治疗，应做好积极的术前准备。

（1）气管插管：急性期病例多存在严重意识障碍，甚至可能存在心、肺功能不全，应进行气管插管，保持呼吸道通畅，充分供氧。

（2）控制过高血压：对有高血压的患者，应适当控制血压，最好采用不影响麻醉过程的降压药物静脉给药，但也不宜将血压降得过低，以免进一步降低脑的灌注，一般主张将收缩压控制在 160mmHg 以下。

（3）控制颅内压：采用渗透性脱水剂降低颅内压力，但术前过度降低颅内压力可能导致动脉瘤内外压力梯度增大，导致再出血。对存在急性脑积水的患者，单纯脑室引流术可能因颅内压降低引发再出血，因此脑室引流可在动脉瘤手术时进行，开颅后，先施行脑室穿刺，放置脑室引流，不仅能环节脑积水，也有助于术中降低颅内压力。

（4）病因诊断：经适当处理后，对仍未明确病因的 SAH 患者，立即施行 CTA 检查或全脑血管造影，明确动脉瘤诊断后，患者即可从造影室直接进入手术室。

（5）动脉瘤夹闭手术：放置腰椎穿刺或脑室引流：由于Ⅳ、Ⅴ级患者几乎均存在严重的颅内压增高，为降低颅内压、减少脑组织牵拉性损伤，术前可放置腰椎穿刺置管，待硬脑膜打开后，引流脑脊液减压。对存在脑室扩张的患者，可在骨瓣打开后先放置脑室引流。

六、手术入路

由于动脉瘤破裂后处于Ⅳ、Ⅴ级的患者，可能存在颅内血肿、脑积水和脑肿胀，过高的颅内压难以达到动脉瘤；或因过分牵拉脑组织造成严重脑组织牵拉性损伤；动脉瘤周围血肿清除后，可能立即发生动脉瘤再破裂出血等不利情况。因此在考虑手术入路时，既要考虑到充分显露动脉瘤，又不因手术入路复杂延长手术时间。

对存在脑积水、颅内血肿的患者，可采取一般常用手术入路，施行脑室引流和血肿清除手术后，脑组织多可取得较好的松弛，有利于手术接近动脉瘤。但对已存在脑疝、颅内又无明显血肿或脑积水的患者，估计脑组织肿胀多较明显，可在常规入路的基础上，扩大开颅骨瓣，通过脑组织的退让获得较大的可利用空间，也可在必要时施行去骨瓣减压术。

七、动脉瘤分离

多数患者经脱水、腰椎穿刺或脑室引流脑脊液后，可获得接近动脉瘤的间隙。但仍有部分患者经过以上措施处理后，颅内压力仍然很高，为避免过度牵拉导致的更严重脑组织损伤，可切除部分脑组织作为接近动脉瘤的通道，如沿外侧裂切除部分颞极组织到达大脑中动脉、颈内动脉、基底动脉上段等部位的动脉瘤，切除部分外侧裂附近或额叶底面的组织获得到达前交通动脉的通道等。

对存在颅内血肿的患者，首先清除距离动脉瘤较远的血肿，以获得接近动脉瘤的空间，但对动脉瘤周围血肿，尤其是新鲜出血形成的血肿多比较牢固附着在动脉瘤壁上，清除后有可能导致动脉瘤再破裂。在可能的情况下，应先将动脉瘤近侧源生动脉暴露，再清除动脉瘤周围出血。

一旦接近动脉瘤，应尽量分离显露动脉瘤颈周围结构，出血后急性期动脉瘤周围解剖有时辨认比较困难，在确认动脉瘤颈与周围穿支动脉和其他重要分支分离后，才能夹闭瘤颈。血肿清除后，一旦动脉瘤发生出血，采用双吸引器，由助手持较大口径的吸引器保持视野清楚，术者持较小口径吸引器吸除动脉瘤颈周围出血，迅速分离瘤颈，或将源生动脉暂时性阻断后，再进一步分离辨认瘤颈，施行夹闭。在视野不清的情况下强行分离或试图夹闭动脉瘤，可能造成动脉瘤破口增大或甚至损伤载瘤动脉及其他结构。瘤颈夹闭后，将动脉瘤周围血肿进一步清除，反复检查正常血管有否被误夹、源生动脉有否扭曲、狭窄等。

八、减压问题

近年部分学者主张，对急性期属于手术禁忌的部分Ⅳ、Ⅴ级患者，通过其他适当的手术方式，缓解颅内压力，从而缓解因严重脑灌注不足导致的脑缺氧，可能会使部分患者病情改善，为动脉瘤直接手术或栓塞创造机会。主要包括：

（1）动脉瘤夹闭结合去骨瓣减压术：动脉瘤夹闭后，为了使患者能更平稳度过手术后期，对那些术前存在脑疝、术中存在明显脑肿胀、手术结束时脑组织压力仍很高者，可做硬脑膜扩大修补（袋状修补）后弃除骨瓣进行减压。

（2）单纯去骨瓣减压术：颅内压增高是Ⅳ、Ⅴ级动脉瘤性蛛网膜下腔出血患者最常见的表现，严重的颅内压增高导致的脑组织缺氧是病情加重的最主要原因。有人认为，如果能在出血后早期有效地缓解颅内压力增高，将有可能减轻因颅内压增高导致的脑组织缺血，从而可使一部分患者的预后得到改善。因此，主张对那些动脉瘤破裂后病情很重，因各种原因不能施行动脉瘤直接手术的患者，像对待急性颅脑损伤那样施行大骨瓣减压手术，以达到迅速缓解颅内压增高的目的。缺点是动脉瘤未处理，动脉瘤再破裂概率更高。

（3）脑室外引流术：出血破入脑室引起梗阻性脑积水、同时病情危重的患者，有人主张先行脑室外引流术，待颅内压下降、病情改善后，再通过手术或血管内治疗方式处理动脉瘤。单纯脑室引流手术虽能有效缓解颅内压，但有可能会因颅内压力下降导致再出血。

第三节　脑血管病手术中近红外线吲哚菁绿造影

手术中血管造影吲哚菁绿造影（indocyanine green angiography，ICGA）技术是"手术显微镜融合近红外线（near-infrared，NIR）视频手术中吲哚菁绿血管造影技术"的简称。吲哚菁绿（ICG）是一种近红外激发荧光的三碳菁染料，1956 年，ICG 经美国食品药品管理局（FDA）批准用于肝功能和心脏循环功能检测。1975 年，ICG 被批准用于眼底血管造影。直至 2002 年，FDA 才批准将 ICG 用于术中脑血管造影的临床实验。我国 ICG 主要用于眼底疾病和肝脏疾病的诊断。2003 年德国 Raabe 等首次报道术中应用 ICGA 于脑动脉瘤手术中。

ICG 染料在眼科临床应用已 30 多年，并发症低于 0.1%（低血压、心动过速或对碘过敏）。此染料通过静脉单次注射，在手术的任何阶段都可以进行造影。

无论是开颅手术夹闭动脉瘤，还是治疗缺血性脑血管病的搭桥手术，均需要手术后脑血管造影（DSA）证实手术效果，对于复杂性动脉瘤（巨大、梭形和椎-基底动脉瘤）和动静脉畸形切除术中脑血管造影（DSA），已经证实其价值。德国和美国先后报道术中吲哚菁绿（ICG）近红外线脑血管造影术，在手术中直视血管血流。学者在国外工作的基础上，采用术中吲哚菁绿（ICG）近红外线血管造影术，在颅内动脉瘤，烟雾病搭桥手术和动静脉畸形切除术中，成为微创神经外科技术之一，介绍如下：

一、吲哚菁绿的工作原理

吲哚菁绿在静脉注射后 1～2 秒几乎全部同球蛋白结合，特别是 a1 脂蛋白，ICG 在人体内不能被小肠吸收代谢，由肝脏排泄，半衰期为 3～4 分钟。ICGA 的推荐剂量为 0.2～0.5mg/kg，最大日用量不超过 5mg/kg。本组每次使用剂量为 25mg。

全身麻醉后采用常规开颅，在暴露源生动脉和动脉瘤，启动手术显微镜的荧光系统（Carl Zeiss 的 Pentero 荧光显微镜或 Leica OH4 荧光显微镜），然后将溶解于 5mL 生理盐水中的 25mg ICG，采用外周或深静脉单次注射，当染料经血管到达 NIR 照射的目标区域，手术者通过监视屏可以观察到诱发出的 ICG 荧光影像。在动脉瘤夹闭后再次行荧光造影。荧光造影过程同时通过摄像机可以记录动脉、毛细血管和静脉血管期，图像被实时存在 CD 光盘中，以便术者可以通过录像回放反复观察动脉瘤夹闭情况和源生动脉是否有狭窄或闭锁。ICG 小穿通动脉在动脉瘤夹闭前、后是否闭塞。ICG 不需要手术室处于黑暗中。

二、临床应用

（1）动脉瘤夹闭手术：动脉瘤夹闭手术目的是将病变夹闭并保证源生动脉及其分支的正常血流。但是，术后脑血管造影证实动脉瘤残留达 3.5%～8%，源生动脉或分支动脉闭塞发生率达到 4%～12%，其中 88.9%发生严重的脑梗死或死亡。术中血管造影（DSA）可以提高动脉瘤夹闭术预后，发现需调整动脉瘤夹位置不佳者 7%～34%，然而此项技术价格较贵，需要有技术人员支持，即使是有经验团队也至少需要 20 分钟完成。手术中血管造影吲哚菁绿造影（ICG）为动脉瘤夹闭手术提供了一种简单快速，可靠术中造影方法。

动脉瘤夹闭手术中，使用 ICG 血管造影技术观察血管血流，可以观察动脉瘤不完全闭塞，源生动脉或分支动脉闭锁或狭窄，和动脉瘤夹闭不全，从而评价 ICG 血管造影在动脉瘤夹闭手术中作用。

（2）脑血管搭桥手术：复杂动脉瘤夹闭手术或烟雾病需要血管搭桥手术，荧光造影可以提示血管吻合口是否通畅。

（3）动静脉畸形：手术中荧光造影对于大脑皮质表面可见的动静脉畸形可以显示供血动脉、血流方向和引流静脉（如果皮层表面可见），为手术及早结扎供血动脉提供参考。

三、显微镜结合 ICG 血管造影优越性

ICG 造影技术与手术显微镜结合提高了其便利性和速度，不需要将显微镜从术野推开中断手术。ICG 血管造影可在 2 分钟内完成，允许神经外科医生立即将瘤夹移除或调整，以防发生严重脑缺血。另外此影像技术易于重复。可将此影像资料储存在 CD 上。

与术中 DSA 相比，ICG 具有更高的空间分辨率，术者可以发现手术视野里所有血管的通畅性，包括小的穿通动脉和<1mm 的皮质血管，尤其适用于血管搭桥手术。

四、近红外线吲哚菁绿血管造影的缺点

国外文献报道，术中 ICG 荧光造影剂并发症发生率为 0.05%（指严重不良反应，包括低血压、心律失常，而休克罕见）到 0.2%（指轻中度不良反应，包括恶心、瘙痒、晕厥等）之间。

本组采用荧光造影未发生不良反应，可能与手术中患者处在麻醉状态，同时与使用激素类药物有关。

ICG 技术提供的影像仅局限于手术视野范围内，被血块、动脉瘤或脑组织覆盖的血管都无法观察。因此，在残余瘤颈不能被直接在显微镜下观察到时，ICG 造影也不能排除瘤颈残留，但荧光造影状态下，可以在稍微移动动脉瘤夹，观察未完全闭锁的动脉瘤。

ICG 可能受瘤夹覆盖、动脉粥样硬化或动脉瘤部分栓塞的钙化和厚壁的影响，而术中 DSA，对上述复杂、巨大动脉瘤效果比较好。

显微镜结合 ICG 血管造影是术中检测血流的一种新方法，提供观察穿通动脉和直径<1mm 皮层血管方法。检测不完全夹闭的动脉瘤和闭锁血管简便、快速和较高的准确性在手术中极有价值。吲哚菁绿血管造影可以作为术中多普勒超声和术中 DSA 补充。ICG 血管造影是否可能成为动脉瘤术中常规技术，替代脑血管造影（DSA）还需要积累经验。

第四节 颅内动脉瘤术后并发症及处理

动脉瘤手术后并发症可以是动脉瘤手术所特有的并发症，可以因为骚扰相应位置血管引起，或与蛛网膜下腔出血相关联，也可以是与其他开颅手术类似的并发症。

（1）脑挫伤、脑内血肿：手术中对脑叶过度牵拉可引起脑挫裂伤，严重者可形成脑内血肿，有发生脑疝的危险。在手术暴露过程中，应尽量先释放脑脊液，以降低颅压，术中轻柔适度牵拉脑组织。

（2）脑梗死：术中源生动脉狭窄或痉挛，均可引起不同部位和不同程度脑梗死，如前额叶脑梗死，手术后患者可出现偏瘫、失语和精神症状。

（3）脑积水：动脉瘤破裂引起的蛛网膜下腔出血阻塞蛛网膜颗粒，引起脑脊液吸收障碍；出血破入脑室，阻塞第三脑室或第四脑室等原因，导致脑脊液循环障碍，可出现急、慢性脑积水。部分脑积水患者不能自行缓解。轻度脑积水表现颅内压增高，严重脑积水患者出现意识障碍甚至危及生命，可行脑室外引流治疗，待脑脊液蛋白含量及细胞数正常时，尽早行脑室腹腔分流术。早期出现脑积水是患者是否需要行分流手术的关键决定因素。

（4）癫痫：术中过度牵拉脑叶引起皮层挫伤，如额叶损伤，可导致癫痫发作。术中应注意利用脑组织自然塌陷的空间进行手术操作，勿过度牵拉脑叶。术中及术后可应用抗癫痫药物治疗。

（5）嗅觉丧失：经额下入路时损伤双侧嗅神经，可导致嗅觉丧失。经额开颅入路，可先将嗅神经与额叶眶面分离，这样在牵拉额叶时可将嗅神经拉长但不致撕脱，提高嗅神经的保全率。

（6）动脉瘤再出血：动脉瘤夹闭不全、有残颈，动脉瘤结构复杂无法手术夹闭，行包裹手术，术后有再出血的可能。这种并发症虽然少见，但是后果严重。手术中脑血管造影可以降低因动脉瘤夹闭不全造成的手术后动脉瘤再出血。

（7）脑血管痉挛：蛛网膜下腔出血和（或）手术中分离血管操作均可引起血管痉挛，严重的血管痉挛会导致急性脑水肿、脑梗死，可使颅内压进一步升高，甚至威胁患者生命。可行脑室穿刺、腰椎穿刺或腰大池引流脑脊液治疗。可应用钙离子拮抗剂、盐酸法舒地尔注射液即依立卢，和降低颅内压药物，同时保持正常的脑灌注压。

（8）应激性溃疡：前交通动脉瘤向后上方生长，如果术中分离时损伤视丘下部，或损伤丘脑下动脉时，易发生应激性溃疡。术中细致轻柔操作，术后应用抑酸性药物，可减少应激性溃疡的发生。

（9）肺部感染：体弱、老年患者、术后卧床等因素易导致肺部感染。应鼓励患者术后早期活动，保持呼吸道通畅，合理应用抗生素治疗。

（10）颅内感染：经纵裂及额下入路时额窦开放，会增加颅内感染概率。手术中额窦一旦开放，要立即用骨蜡封闭窦口，棉条隔离保护。关颅时可游离帽状腱膜翻转，进一步封闭额窦口，并与硬脑膜缝合。

（11）急性肺栓塞：患者术后长期卧床，加之给予脱水药物治疗，引起血液浓缩，易患深静脉血栓，脱落后可导致肺栓塞，常危及生命。患者术后应定时翻身，穿着弹力袜，鼓励患者早期下床活动。对于高危患者，及时行血管超声等检查，并早期治疗。

上述动脉瘤夹闭手术后并发症前五个并发症与手术直接相关，后几项也见于其他开颅手术，动脉瘤夹闭手术中注意保护源生动脉，完全夹闭动脉瘤颈是降低手术后并发症的重要环节。

参考文献

[1] 张美增，李鑫，刘涛．老年神经病学[M]．北京：科学技术文献出版社，2017．

[2] 杨芳．现代神经内科学[M]．北京：科学技术文献出版社，2017．

[3] 丁炳谦．现代神经系统疾病诊疗学[M]．北京：科学技术文献出版社，2016．

[4] 谢守嫔．神经内科疾病的临床诊断及治疗策略[M]．北京：科学技术文献出版社，2016．

[5] 夏建华．神经病常见病症临床诊治[M]．北京：科学技术文献出版社，2016．

[6] 段虎斌．老年神经系统疾病诊断与防治[M]．北京：科学技术文献出版社，2016．

[7] 张静．神经疾病诊护规范与重点[M]．北京：科学技术文献出版社，2016．

[8] 孙支唐．神经内科疾病诊断与治疗实践[M]．北京：科学技术文献出版社，2016．

[9] 岳红梅．神经系统常见病诊疗学[M]．北京：科学技术文献出版社，2016．

[10] 赵丽．神经内科危重症诊疗与护理[M]．北京：科学技术文献出版社，2016．

[11] 杨坤．神经外科研究技术与诊疗精粹[M]．北京：科学技术文献出版社，2016．

[12] 孙丽霞．神经内科护理与康复[M]．北京：科学技术文献出版社，2017．

[13] 隋世华．神经内科学[M]．北京：科学技术文献出版社，2017．

[14] 王向鹏．实用神经外科学[M]．北京：科学技术文献出版社，2017．

[15] 梁朝辉．实用神经介入诊治重点与难点[M]．北京：科学技术文献出版社，2016．

[16] 扈玉华．实用神经肿瘤诊治重点与难点[M]．北京：科学技术文献出版社，2016．

[17] 周立霞．中枢神经系统脱髓鞘疾病[M]．北京：科学技术文献出版社，2016．

[18] 李培刚．神经系统损伤的治疗[M]．北京：人民军医出版社，2017．

[19] 兰茂升．临床神经外科诊疗精粹[M]．北京：科学技术文献出版社，2017．

[20] 张赛，涂悦．神经创伤学新进展[M]．北京：人民卫生出版社，2016．

[21] 肖波，崔丽英．神经内科常见病用药（第2版）[M]．北京：人民卫生出版社，2016．

[22] 赵华芳．周围神经系统疾病诊疗学[M]．北京：科学技术文献出版社，2016．

[23] 吴玉鹏．神经系统疾病危重症诊疗与监护[M]．北京：科学技术文献出版社，2016．

[24] 贾建平，陈生弟．神经病学[M]．北京：人民卫生出版社，2016．

[25] 熊峰．实用神经外科诊疗技术[M]．北京：科学技术文献出版社，2016．

[26] 李萍．现代神经内科护理技术[M]．北京：科学技术文献出版社，2016．

[27] 李小龙，张旭．神经系统疾病的检验诊断[M]．北京：人民卫生出版社，2016．

[28] 刘国荣，李月春，张京芬．临床实用神经超声诊断[M]．北京：人民卫生出版社，2016．

[29] 云宗金．神经内科疾病基础与临床[M]．北京：科学技术文献出版社，2016．

[30] 尚发军．现代神经外科操作要点与技巧[M]．北京：科学技术文献出版社，2016．

[31] 李利超．神经外科治疗精要与微创技术应用[M]．北京：科学技术文献出版社，2016．

[32] 赵辰生．神经系统疾病的诊疗新对策[M]．北京：科学技术文献出版社，2016．

[33] 梁旭光．现代神经外科学[M]．北京：科学技术文献出版社，2017．

[34] 贾建平．神经疾病诊断学[M]．北京：人民卫生出版社，2017．

[35] 周国平．神经外科临床诊疗技术[M]．北京：科学技术文献出版社，2017．